Impulse für die Mittagsruhe

Anregungen und Ideen für die

Einschlaf- und Aufwachphase

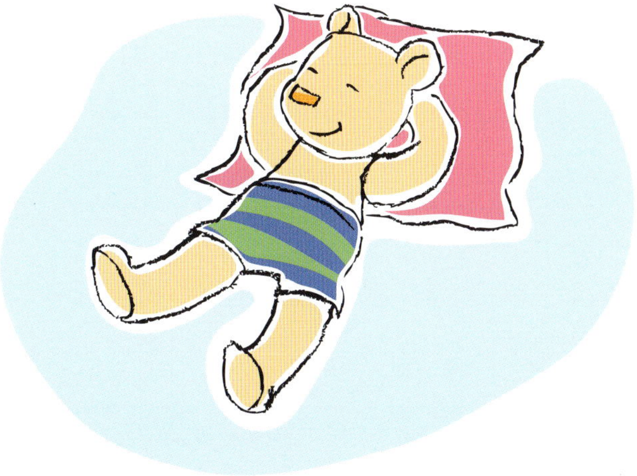

Ökotopia Verlag, Aachen

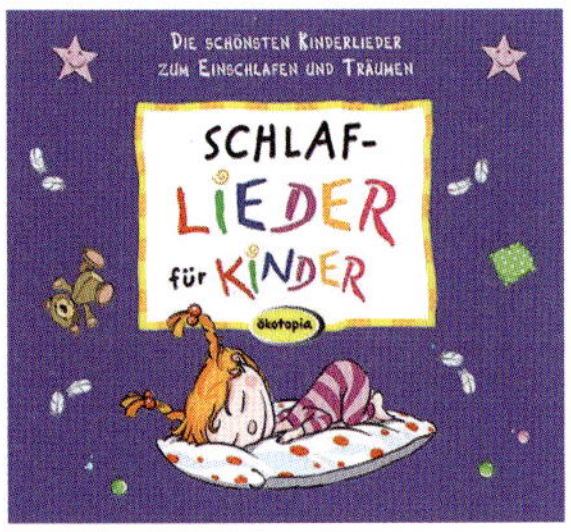

Alle Lieder aus dem Buch finden Sie auf der Ökotopia Sampler-CD *Schlaflieder für Kinder – Die schönsten Kinderlieder zum Einschlafen und Träumen* (ISBN 978-3-86702-390-0)

Impressum

Autorin: Yvonne Wagner
Lektorin: Anja Arica
Illustrationen: Anne Rieken
Notensatz: Alena Jacob
Covergestaltung: PERCEPTO mediengestaltung
Layout & Satz: designmeetsmotion.com, Katharina Hoffmann
Druck: Druckerei Dimograf, Bielsko-Biala

ISBN 978-3-86702-385-6

Inhaltsverzeichnis

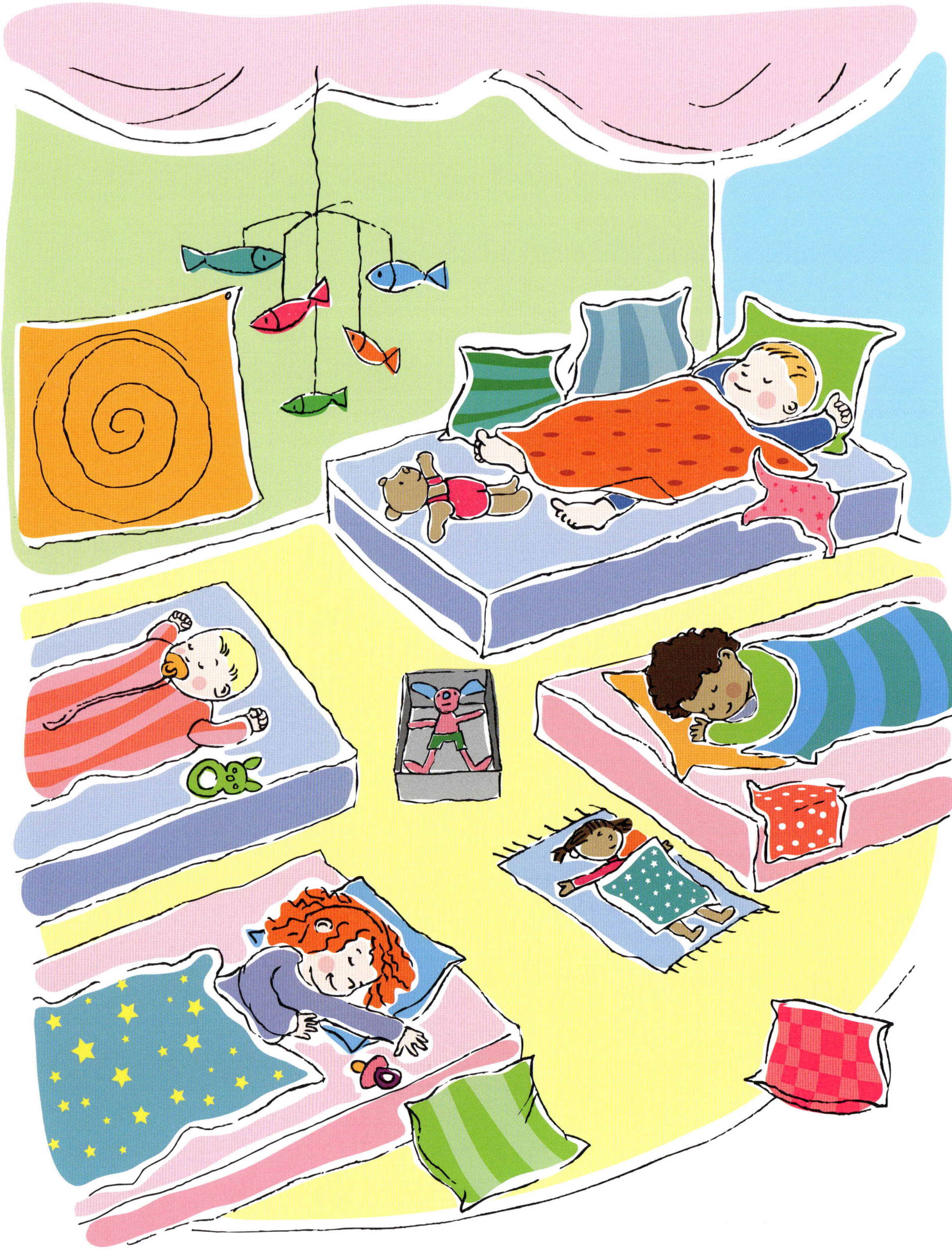

Vom Schlafen, Ruhen und sich entwickeln

Die Schlafenszeit im Kindergarten wird häufig als problematisch empfunden, da die Kinder sehr individuelle Schlaf- und Ruhebedürfnisse haben. In Gruppen mit einzelnen Kindern unter drei Jahren ist die Divergenz besonders groß. Meist gibt es einen festen Zeitraum von etwa einer Stunde für den gemeinsamen Mittagsschlaf oder eine Ruhezeit. Auf einzelne Kinder, die zwischendurch müde werden, kann kaum eingegangen werden.

Wie aber soll die Erzieherin damit umgehen? Wie kann sie eine Gruppe von 20 bis 25 Kindern mit unterschiedlichen Gewohnheiten und Bedürfnissen gleichzeitig dazu bringen, zur Ruhe zu kommen oder gar zu schlafen? Was soll sie selbst während der Schlafzeiten tun?

Ruhe bewahren – Ruhe schenken

Kinder können alleine einschlafen – oft fehlt ihnen nur die Ruhe dafür. Erzieherinnen, die selbst gestresst sind, weil sie gleichzeitig Tische abräumen, Kinder beim Zähneputzen begleiten und Elterngespräche zwischen Tür und Angel führen müssen, können keine Ruhe ausstrahlen. Es gilt also, zunächst den **Personalschlüssel** zu prüfen und gegebenenfalls anzupassen sowie Organisationsstrukturen zu optimieren.

Das Team muss sich absprechen, wer wann für die Kinder zuständig ist, die in der Einrichtung schlafen. Gibt es rund um die Uhr eine verantwortliche Person, können die anderen mit den übrigen Kindern in den Garten gehen, kleine Ausflüge machen, Angebote durchführen, gemeinsam kochen, essen, wickeln usw. Reicht das Personal dafür nicht, ist es Zeit, gemeinsam mit den Eltern eine weitere Fachkraft beim Träger einzufordern. Nur so können die Erzieherinnen den Kindern und ihren Bedürfnissen gerecht werden und qualitativ hochwertig arbeiten.

Anderenfalls müssen Kinder notgedrungen unterwegs im Buggy schlafen, alle ständig in der Kita bleiben oder noch schlimmer, es kann nur zu festen Zeiten geschlafen werden. Also: Nur Mut! Setzen Sie die Qualität an vorderste Stelle – im Sinne der Kinder.

Neben dem Personalschlüssel ist die **Haltung der Betreuer** ausschlaggebend für das Gelingen einer gesunden Mittagsruhe. Jede Erzieherin weiß, sie kann die täglichen Aufgaben als Pflichten sehen, die Kinder „abfüttern“, sie ins Bad schicken oder begleiten und beim Zähneputzen und Händewaschen „antreiben“. Sie kann sie aber auch mit Freude und **Achtsamkeit** begleiten. Erzieherinnen, die Kinder während des Mittagessens und anderer gemeinsamer Momente aktiv unterstützen und aufmerksam wahrnehmen, erleben selbst ein positives Gefühl des Zusammenseins. Es braucht gar nicht mehr Zeit, die kleinen Momente bewusst zu gestalten, sondern mehr Bewusstsein für den Moment. „Multitasking“ ist verboten! Wer gerade mit drei Kindern zusammen isst, sollte das bewusst tun. Gleichzeitig an das Elterngespräch am Nachmittag denken oder mit der Kinderpflegerin über das nächste Angebot zu reden, funktioniert nicht. Achtsam sein bedeutet hier: Bewusst und ausschließlich im Moment zu sein und diesen aktiv zu erleben. Das beruhigt – probieren Sie es aus!

Diese persönliche Ruhe führt dazu, dass Handlungen entspannter ausgeführt werden und Kinder sie als solche wahrnehmen. Die Atmosphäre wird insgesamt ruhiger. Kinder nehmen das wahr und werden ebenfalls ruhiger. So können Übergänge zum Schlafen erleichtert werden und Kinder sowie das Personal verlieren die ständige Anspannung.

Brauchen Kinder einen Mittagsschlaf?

Jeder Mensch braucht Schlaf, um zu entspannen, zu regenerieren und auch, um die Eindrücke der vorherigen Stunden zu verarbeiten. Was passiert, wenn wir schlafen?

„Im Wesentlichen sind zwei Zustände zu unterscheiden:

- den oberflächlichen, aktiven REM-Schlaf (von engl. Rapid-Eye-Movements), der an einer unregelmäßigeren Atmung, vermehrten Bewegungen und schnellen Bewegungen des Augapfels zu erkennen ist. Er ist beim Säugling viel häufiger und die REM-Phasen sind länger als bei älteren Kindern und Erwachsenen.

- den Non-REM-Schlaf oder Tiefschlaf, erkennbar an tiefer Ruhe, regelmäßiger Atmung, wenig motorischer Aktivität und Fehlen von Bewegung des Augapfels.

Beide wechseln sich während der Nacht und der Ruhephasen am Tag in mehreren Schlafzyklen ab. Zu einem Schlafzyklus gehören der schläfrige Wachzustand, der REM-Schlaf und der Non-REM-Schlaf. Wir sind also auch während der Nacht öfter für einige Minuten wach.“ (Bodenburg/Kollmann 2009, S. 86)

Wie lange genau solch ein **Schlafzyklus** dauert, ist sehr verschieden. Bei Kindern unter zwei Jahren dauert er meist zwischen 50 und 70 Minuten, danach wird die Zeitspanne immer länger, bis im Erwachsenenalter eine Phase ca. 100 bis 120 Minuten dauert.

Wer ein Kind wecken will, sollte die Zyklusphasen kennen und versuchen, den schläfrigen Wachzustand zu erwischen, also das Kind ca. eine Stunde schlafen lassen. Es ist sinnvoll, bei Kindern, die noch neu in der Krippe sind, ein Protokoll anzufertigen, um die passende Weckzeit zu ermitteln. Die Betreuungsperson hält darin fest, wann und wie das Kind jeweils schläft: Einschlafphase (ruhig, unruhig …), Tiefschlafphase (Kind schläft sehr fest), REM-Phase (Kind bewegt sich, dreht sich, murmelt …), kurze Wachphasen (Kind setzt sich kurz hin, schaut um sich, hat die Augen geöffnet …), Aufwachphase (wann erwacht das Kind selbstständig, wie erwacht es, wie reagiert es …). Diese Notizen zum Schlafverhalten können im Zusammenhang mit einem allgemeinen Schlafprotokoll gemacht werden.

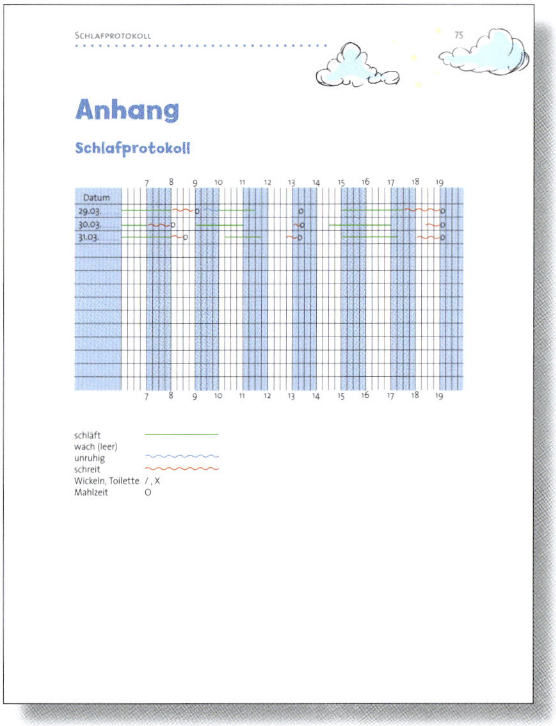

Interessant ist hier unter anderem auch, ob das Kind sich satt gegessen hat, beim Essen einschlief oder gerade gewickelt wurde.

Ein **Übergabeprotokoll** ist dann nötig, wenn Personalwechsel während, vor oder nach der Schlaf- oder Ruhezeit stattfinden. Außerdem macht die Anfertigung eines Protokolls in bzw. kurz nach der Eingewöhnungszeit Sinn oder bei Kindern, die aktuell besondere Situationen zu bewältigen haben, traumatisiert sind oder

Ähnliches. Hier können die schon oben erwähnten Notizen ausführlich aufgeschrieben werden:

- Mahlzeiten (Essen und Trinken)
- Verhalten bei den Mahlzeiten
- Wickeln
- Verhalten beim Spiel
- Anzeichen von Müdigkeit
- Schlaf- und Ruhezeiten sowie das Verhalten währenddessen
- Sonstige Beobachtungen

Gemeinsam mit dem Schlafprotokoll kann es die pädagogischen Fachkräfte darin unterstützen, die Bedürfnisse des Kindes kennenzulernen und ihm so bestmögliche Unterstützung zukommen zu lassen.

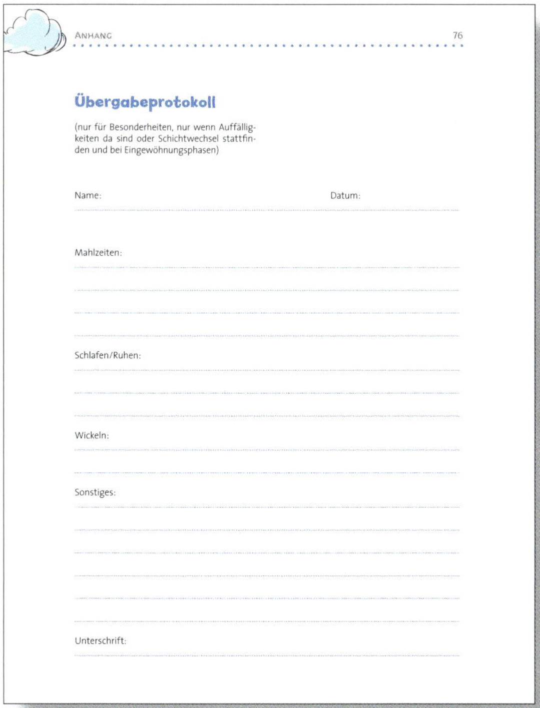
Anhang 76

Übergabeprotokoll

(nur für Besonderheiten, nur wenn Auffälligkeiten da sind oder Schichtwechsel stattfinden und bei Eingewöhnungsphasen)

Name: Datum:

Mahlzeiten:

Schlafen/Ruhen:

Wickeln:

Sonstiges:

Unterschrift:

Grundsätzlich lässt sich sagen: Das Gehirn benötigt die Zeit des Schlafens, um Bilder, Gedanken, Gehörtes und Gefühltes – also alle Sinneseindrücke – zu ordnen, einzusortieren und mit den wichtigen „Elementen" zu verknüpfen. Jeder kennt das Phänomen: **„Erst mal drüber schlafen."** Wer eine wichtige Entscheidung treffen muss, sich um etwas sorgt und nicht weiter weiß, hat nach einer Nacht guten Schlafs oftmals eine klarere Sicht auf sein Problem. Die Dinge ordnen sich praktisch über Nacht. Auch beim Lernen haben wir es alle erlebt. Legten wir uns die Vokabeln unters Kopfkissen, saßen sie am nächsten Morgen plötzlich. Was dann wohl nicht an einem magischen Zauber lag, sondern vielmehr daran, dass wir kurz vor dem Einschlafen noch einmal alle Wörter durchgelesen hatten. Unser Gehirn hat sie an der richtigen Stelle abgelegt und sie für uns – zumindest kurzzeitig – abrufbar gemacht.

Bedenken Sie, was Kleinkinder an einem Tag alles lernen, welche großen Mengen an Eindrücken sie sammeln. So wird verständlicher, wie wichtig ausreichend Schlaf für sie ist.

Wie viel Schlaf brauchen Kinder?

Das **Schlafbedürfnis** ist individuell und damit enorm unterschiedlich. Einig sind sich nach heutigem Stand die Wissenschaftler darüber, dass es ein Gesamtschlafbedürfnis gibt (gerechnet pro 24 Stunden). Das heißt, wenn ein Kind von 3 Jahren ein Gesamtbedürfnis von 12 Stunden Schlaf hat und nachts von 21 Uhr bis 7 Uhr morgens schläft, braucht es tagsüber noch 2 Stunden Schlaf. Vielleicht wird es um 11 Uhr schon sehr müde, schläft dann beim Mittagessen ein und meist ist es kaum zu wecken. Oder es lässt sich nach einer Stunde wecken, schläft dann aber nachmittags nochmal ein, wenn es wieder zuhause ist. Genau lässt sich das natürlich nicht festlegen, denn es kommt immer auf die Tagesform des Kindes an, auf das, was es erlebt hat, wie aktiv es war und in welcher Umgebung es sich gerade aufhält.

Weil Kinder in der Altersspanne von ca. 10 bis 14 Monaten laufen lernen und dazu auch beginnen, zu sprechen, ist ihr Schlaf in dieser Zeit häufig verändert. Sie träumen mehr und vermutlich auch intensiver, denn sie müssen die nun vermehrten Erlebnisse verarbeiten.

Dadurch schlafen sie oft weniger tief, wachen auf, „kämpfen" im Schlaf mit Armen und Beinen ... Kurz gesagt: Sie brauchen mehr Schlaf. Meist pendelt sich das Schlafbedürfnis mit dem sicheren Gehen wieder ein, sodass die Kinder nun tagsüber weniger Schlaf benötigen und dafür nachts länger durchschlafen.

Das macht deutlich, worauf sich pädagogische Fachkräfte in Krippen und Kindergärten einstellen müssen. Sie benötigen Zeit, Raum und Personal um den Kindern adäquate Schlafmöglichkeiten bieten zu können. Bei allen Überlegungen dazu steht allerdings im Vordergrund, eine entspannte Atmosphäre zu schaffen, in der Kinder sich wohl fühlen und sich ausruhen können, wann immer sie dies möchten. Stimmt also die Haltung der pädagogischen Fachkräfte dahingehend, ist der erste Schritt getan.

Schlafen oder Ruhen?

Die Schlafbedürfnisse und **Gewohnheiten** von Kleinkindern sind sehr unterschiedlich. Dazu kommt, dass ältere Kinder vom 3. bis 6. Lebensjahr ebenfalls „Tiefpunkte" haben, in denen ihr Organismus auf Pause schaltet, sie aber nicht schlafen möchten. Sie benötigen zwischen all dem Trubel innerhalb einer Kindergruppe Ruhe, Erholung und Entspannung. In sogenannten U-3-Kitas ist es daher ideal, wenn es einen Raum zum Schlafen und still liegen gibt, aber zugleich im Gruppenraum eine Ruhezeit stattfindet. So können die Kinder selbst entscheiden, ob sie müde sind und schlafen möchten, sich hinlegen und (still) entspannen möchten oder lieber leise im „Ruhebereich" spielen, träumen und aus dem Fenster schauen.

In diesem Buch finden Sie für beide Bereiche zahlreiche Anregungen, die Sie darin unterstützen sollen, die Pausenzeiten für die Kinder angenehm zu gestalten. Achten Sie jedoch darauf, nur wenig anzubieten. Eine Faustregel lautet: Je jünger die Kinder, desto weniger! D. h. Kinder bis ca. 18 Monaten benötige klare Rituale (ausziehen, hinlegen, zudecken, schlafen) und keine Einschlafhilfen, wie Lieder, Geschichten usw. Außerdem gilt: Kinder sollen keiner Berieselung durch Musik, Hörspiele oder Radio ausgesetzt werden. Denn das stumpft ab oder es überfordert und stresst, weil es ungefiltert Sinneseindrücke verschafft, die gar nicht verarbeitet werden können.

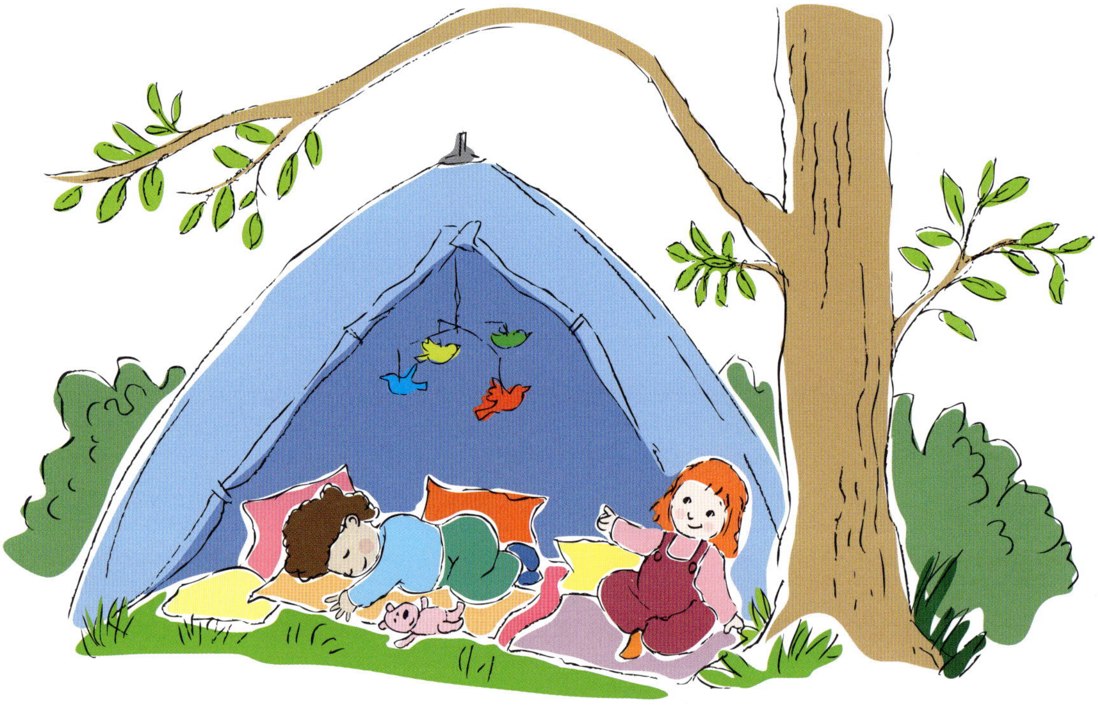

Im **Ruhebereich** gibt es für die Kinder die Möglichkeit, sich hinzulegen, gemütlich zu sitzen und zu kuscheln. Schön sind kleine Höhlen und Bereiche mit Baldachinen oder Zeltdächern. Aber die Kinder können auch an Tischen oder auf dem Boden auf Teppichen leise spielen. Damit ist vorzugsweise die Beschäftigung alleine mit sich selbst oder einem Material gemeint. Die Kinder sollen die Möglichkeit haben, sich auf sich selbst zu besinnen, ihren Organismus runterzufahren und die Sinne wieder zu schärfen. Es ist also sinnvoll, weniger Gruppenangebote zu machen und lieber einfaches Material bereit zu stellen, das sich gut alleine verwenden lässt. Geeignet sind dafür insbesondere Bilderbücher (Literaturtipps S. 83), aber auch interessante Spielsachen, wie Bilderwürfel (S. 52) oder Puppen und Tiere mit Kleidung zum An- und Ausziehen. Naturmaterial, wie Holzscheiben oder Kastanien fühlen sich angenehm an und können gestapelt oder sortiert werden. Sie eignen sich aber auch dafür, sie einfach nur in der Hand zu halten, zu fühlen und zu betrachten. Zum Erleichtern des Übergangs in die Ruhephase und als Hilfe zur **Entspannung** können einfache Übungen angeboten werden. Wichtig sind vor allem immer gleiche Rituale und Abläufe.

Kinder, die sich während des allgemeinen Betriebes in der Kita ausruhen möchten, dürfen sich in eine der Kuschelhöhlen oder -plätze zurückziehen. Sind diese am Rand des Gruppenraumes eingerichtet, können die Kinder das Geschehen weiter beobachten und sich doch, geschützt in ihrer Höhle, ausruhen und entspannen.

Gerade im Sommer, wenn die Kinder am liebsten den ganzen Tag draußen sind, sollten dort ebenfalls Ruhezonen geschaffen werden. Für die Jüngsten gibt es schattige Plätze für Kinderwagen, Buggys oder mit Kissen ausgepolsterten Bollerwägen. Praktisch ist auch ein großer Korb (z. B. ein Hundekorb) mit Polstern, um sich darauf zu legen. Ein kleines Zelt eignet sich ebenfalls sehr gut als Ruheplatz, sofern es im Schatten steht und mit weichen Matten und Decken ausgestattet ist.

Vom Essen zum Schlafen

Der Mittagsschlaf findet im Allgemeinen nach dem Mittagessen statt. Zu dieser Zeit sind die meisten Kinder müde und durch die Arbeit, die das Verdauungssystem nun leisten muss, freut sich der Körper über die Pause. Nur ist es manchmal schwer, wenn Kinder sehr müde sind, noch das Gesicht zu waschen, Zähne zu putzen und dann erst schlafen zu gehen.

Das Waschen des Gesichtes und der Hände muss nicht immer im Bad stattfinden. Kinder, die nicht mehr mit beiden Händen essen und deren Gesichter nur leicht beschmutzt sind, können mit Waschlappen abgewischt werden. Dafür bleiben sie sitzen oder kommen zur entsprechenden Erzieherin.

Warme Waschlappen können Sie gut vorbereiten: beim Herrichten des Mittagessens, einen Topf bereitstellen. Einige Waschlappen hineinlegen und heißes Wasser drüber schütten. Kurz vor dem Verteilen des Essens oder evtl. vor dem Reichen des Nachtisches, das Wasser abschütten und die Tücher leicht auswringen. Anschließend wieder in den Topf legen, wo sie schön warm bleiben.

Das Zähneputzen ist natürlich obligatorisch. Doch können Sie es auch verschieben, wenn Kinder zu müde dazu sind. Es ist zu überlegen, ob alle Kinder direkt nach dem Schlafen Zähneputzen sollen, um für alle die immer gleichen Regeln gelten zu lassen. Oder aber nur für die Kinder Ausnahmen zu machen, die wirklich beim Essen einschlafen.

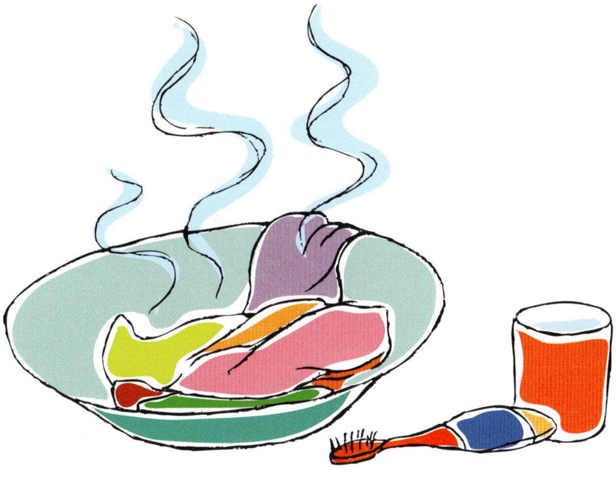

Aufsichtspflicht!

„Ich bringe die Kinder ins Bett, dann mache ich das Babyfon an und schließe die Tür. Ich schaue so etwa alle halbe Stunde nach, ob alles ok ist. Weil einige Kinder davon wach werden, horche ich auch manchmal nur an der Tür."

So erzählte es eine Erzieherin auf Nachfrage, wie sie die Überwachung der schlafenden Kinder organisiert. Aber reicht dieses gelegentliche Horchen an der Tür aus, um die Aufsichtspflicht zu erfüllen? Was, wenn eines der Kinder einen Albtraum hat, sich verletzt und sich dabei aber nicht laut äußert? Das hören Sie auch im **Babyfon** nicht. Was, wenn ein Kind sich liegend erbricht? An Erstickungsgefahr und plötzlichen Kindstod möchte ich gar nicht denken.

Die Aufsichtspflicht in der Schlafenszeit ist nicht deutlich gesetzlich geregelt. Es gilt dieselbe Regelung wie allgemein in der Kita. Demnach müssen pädagogische Fachleute selbst einschätzen können, welche Kinder wie intensiv betreut werden müssen. D.h., eine Erzieherin, die viele neue Kinder hat, muss generell bei ihnen bleiben, denn sie kann nicht einschätzen, wie die Kinder beim Schlafen reagieren. Kennt sie deren **Schlafverhalten**, kann sie sich ggf. zeitweise aus dem Raum entfernen. Der nächste Schritt, sich während der gesamten Schlafzeit außerhalb des Raumes aufzuhalten, kann nur erlaubt sein, wenn ausreichend „Überwachung" gewährleistet ist. Diese besteht zum einen in der Aufsicht, z. B. durch die geöffnete Tür, durch ein Sichtfenster und zugleich ein Babyfon. Andererseits darin, den Kindern ein Gefühl der Sicherheit zu geben. Viele Kinder fürchten sich, wenn ihre Bezugsperson außer Sichtweite ist.

Aufgaben der Erzieherinnen

Wer schlafende Kinder betreut, hat aber nicht nur die Aufgabe, über ihren Schlaf zu wachen. Er bzw. sie soll auch **Unterstützung anbieten**, in den Schlaf zu kommen. Klare Strukturen, eine ruhige, entspannte und freundliche Atmosphäre sind Voraussetzungen dafür. Einschlafrituale und -hilfen bringen Nähe, Sicherheit, Geborgenheit und ein gutes Gefühl. Sie stärken Beziehungen, weil Kinder Vertrauen zu ihren Bezugspersonen aufbauen können. Für Kinder bis 1,5 oder 2 Jahren gilt allerdings, die Rituale auf ein Minimum zu beschränken, damit die meist sehr müden Kinder selbstständig einschlafen können. Ziel ist es, dass jedes Kind eigene Strategien entwickelt, einzuschlafen. Ausgedehnte „Schlafzeremonien" könnten das verhindern und somit den Kindern die Möglichkeit nehmen, auch zuhause selbstständig einzuschlafen.

Ab ca. 2 Jahren können die meisten Kinder selbst einschlafen, genießen es aber, noch ein wenig Aufmerksamkeit zu bekommen und/oder durch kleine Übungen oder Geschichten und Lieder in die Entspannung geleitet zu werden. Das ist wie ein Abschied vom vorherigen Geschehen für sie und hilft ihnen, abzuschalten und sich auf das Schlafen einzustellen.

Ältere Kinder, die sich nur noch ausruhen, aber nicht mehr schlafen möchten, freuen sich über kleine **Rituale und Übungen**, die ihnen helfen, zu entspannen. Sie brauchen während der Ruhephase klare Regeln (leise sein, nicht herumlaufen, alleine beschäftigen) und eine positive Atmosphäre. Erzieherinnen können sich ausklinken und beobachten, während die Kinder sich selbst beschäftigen.

Rituale sind für Kinder jeden Alters Haltepunkte im täglichen Miteinander. Die stete Wiederholung von Handlungen oder kleinen Abläufen helfen ihnen, sich zu orientieren. So wird es gerade für die Jüngsten und die neuen Kinder leichter, weg von Zuhause auszuruhen bzw. zu schlafen. Gibt es täglich den gleichen Ablauf vor dem Schlafen gehen, können sich die Kinder darauf einstellen und sich entspannt auf die Mittagsruhe einlassen. Es ist wie ein Fallenlassen in die Routine: Das Kind muss nicht überlegen „Was kommt als nächstes?“.

Bitte lassen Sie die Kinder nicht „berieseln“! Selber singen ist immer dem Abspielen von Musik vorzuziehen. Genauso das freie Erzählen dem Vorlesen und das Erfinden von Geschichten dem Erzählen oder Vorlesen von „fertigen“ Geschichten. Denn hier zählt die Stimme der Bezugsperson, die dem Kind nahe ist. Und die selbsterfundenen Geschichten können sehr gut auf das Kind oder die Gruppe abgestimmt sein, auf aktuelle Interessen und Geschehnisse eingehen.

Tipps für den Übergang

Folgende Tipps sollen helfen, den Übergang in die Ruhe- oder Schlafzeit zu erleichtern und für alle Beteiligten schön und entspannt zu gestalten:

- Immer zur gleichen Zeit mit demselben Ritual den Übergang schaffen (ausgenommen sind Kinder, die von selbst einschlafen oder ausruhen)
- Zeit lassen und selbst Ruhe ausstrahlen
- Leise sprechen, leise gehen und sich allgemein leise verhalten
- Räume abdunkeln bzw. Teile des Ruhebereichs abdunkeln
- Ein Geräusch machen (z. B. eine Klangschale klingen lassen) oder Musik abspielen lassen, um anzuzeigen, dass die Ruhephase beginnt
- einen Abschlusskreis zum Beenden des gemeinsamen Vormittags direkt nach dem Essen und Zähneputzen machen, dabei ein kleines Lied singen oder ein Buch vorlesen

Auch das Aufwachen bzw. die Beendigung der Ruhezeit sollte aktiv gestaltet werden:

- ein Geräusch machen (z. B. eine Klangschale klingen lassen) oder Musik abspielen lassen, um anzuzeigen, dass die Ruhephase beendet ist (zugleich hören es die Kinder im Schlafraum und erwachen dadurch möglicherweise leichter)
- Zeit lassen
- Licht machen (Vorhänge auf, evtl. eine Lampe anknipsen)
- Lüften (aufpassen, dass die Kinder keinen Zug abbekommen, wenn Sie Frischluft hereinlassen)
- Etwas Obst und Wasser anbieten (z. B. in der Nähe des Aus- und Anziehplatzes auf einen Tisch stellen)
- Bewegungsmöglichkeiten schaffen und anregen
- Rausgehen an die frische Luft

Der Schlafraum und die Ausstattung

Damit Kinder gut schlafen können, brauchen sie einen **ruhigen, bequemen Schlafplatz**, der immer am selben Ort sein soll. Es sollte möglich sein, den Raum gut zu lüften. Außerdem müssen die Fenster mit Rollos oder Vorhängen zum **Abdunkeln** ausgestattet sein. Als Betten eignen sich Matratzen oder kleine Kinderbetten. Wichtig ist, dass es keine harten Kanten oder scharfe Ecken gibt, an denen sich die Kinder verletzen können. Jüngere Kinder haben ihren eigenen **Schlafsack**, in dem sie sicher schlafen können. Ältere Kinder bekommen eine leichte Decke, die möglichst mit dem eigenen Bezug überzogen wird. So riechen sie das vertraute Waschpulver und fühlen sich besonders geborgen.

Damit der Raum ansprechend aussieht und zugleich ruhig und gemütlich wirkt, können Wände in bestimmten Farben gestrichen oder Wandbilder und Mobiles angebracht werden (Hinweise dazu ab S. 16).

Zusammenarbeit mit den Eltern

Der Schlaf des Kindes ist neben dem Essen ein „Reizthema“ für viele Eltern. Wenn ihr Kind nachts oder nachmittags nicht wie geplant schläft, werden sie gezwungen, wach zu bleiben bzw. sich um das Kind zu kümmern. Doch auch Eltern brauchen mal Ruhe oder Zeit für andere Aufgaben. Das zehrt an den Nerven. Nicht jede Mutter und jeder Vater ist fähig, den Schlafgewohnheiten der Kinder mit Ruhe und Gelassenheit zu begegnen, das kann zu **Konflikten** zwischen Erzieherinnen und Eltern führen.

„Wenn es Differenzen zwischen Eltern und Pädagogen in der Einschätzung des Schlafbedürfnisses gibt, hilft es vielleicht manchmal, noch einmal auf die besonderen Anforderungen hinzuweisen, die ein Alltag in der Kita für ein Kind bedeuten kann. Daraus entsteht möglicherweise ein anderes Schlafbedürfnis der Kinder, als Eltern das von ihren Kindern zu Hause wahrnehmen. Auf jeden Fall sollte das Kind weder wach gehalten noch zum Schlafen ‚gebracht‘ werden. Im Mittelpunt stehen die Bedürfnisse der Kinder, und wir reagieren auf ihre Signale.“ (Dieken 2008, S. 109)

Einzelgespräche sind wichtig, um den Bedürfnissen und Sorgen der Eltern auf die Spur zu kommen und gleichzeitig die Bedingungen in der Kita darzulegen. Um das Schlafverhalten und damit die Bedürfnisse des Kindes zu ermitteln, sollten beide „Parteien“ etwa eine Woche lang ein Schlafprotokoll anfertigen (siehe S. 75). Anschließend ist es möglich, gemeinsam eine Strategie zu entwickeln, mit der alle zurechtkommen. Evtl. wird das Kind früher geweckt (dank **Schlafprotokoll** ist ermittelt worden, wann das Kind eine Wachphase hat). So hat das Kind noch etwas mehr Schlafzeit für die Nacht „übrig“.

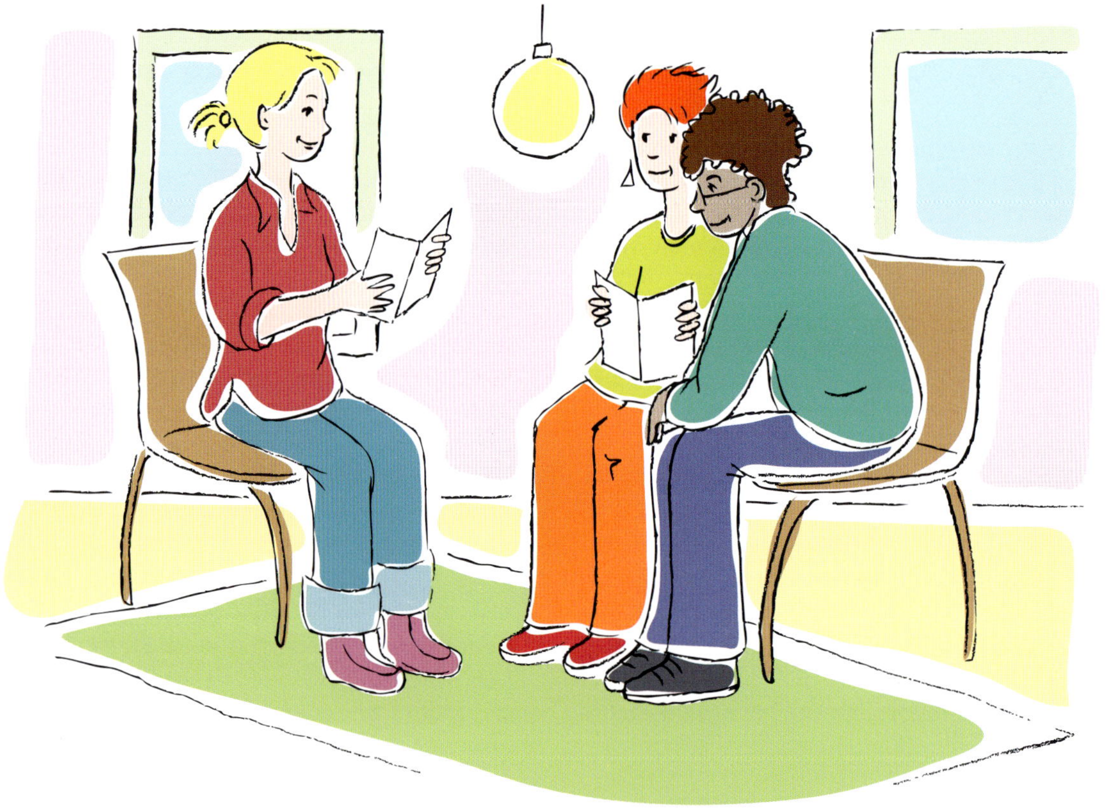

Besondere Situationen

Viele Kinder schlafen nicht so, wie es als „normal“ gilt: Sie reden, träumen intensiv, schnarchen, knirschen mit den Zähnen oder schlagen mit Händen, Füßen oder mit dem Kopf. Meist sind diese Auffälligkeiten nur vorübergehend und harmlos, so dass Sie sich darüber keine Sorgen machen müssen. Heftiges, dauerhaftes **Schnarchen** und **Zähneknirschen** sollte allerdings mit den Eltern besprochen werden, damit sie dies von einem Arzt abklären lassen können. Schnarchen kann von Polypen herrühren oder auch zu Apnoen (Atemaussetzer) führen, die unbedingt beobachtet und abgeklärt werden müssen!

Das manchmal heftige **Schlagen mit dem Kopf** kommt bei vielen Kindern vor und ist meist harmlos. Wichtig ist nur, dass die Kinder sich dabei nicht verletzen können. Sie sollten also einen Schlafplatz bekommen, der ihnen Schutz bietet. Manchmal hilft diesen Kindern, wenn sie als Kopfbegrenzung ein längliches Kissen bekommen (eine Schlange), das sehr fest gestopft ist (z. B. mit Dinkelspelzen oder Kirschkernen), damit sie einen Gegendruck verspüren. Es ist ganz wichtig, dass das Kissen nicht weich ist, denn wenn sie versehentlich mit dem Gesicht ins Kissen gedrückt einschlafen, könnten sie darin ersticken (siehe unten SIDS).

Kinder, die mit Armen und Beinen schlagen und treten sind manchmal auch dankbar für ein bisschen Gewicht, das ihnen hilft, sich besser zu spüren. Auf die Gliedmaßen gelegte Sandsäckchen und Kirschkernkissen können das Schlafen erleichtern. Diese Möglichkeiten sind aber immer nur sehr sanft auszuprobieren, dabei ist das Kind stets sehr aufmerksam zu beobachten und zu kontrollieren, ob es sich wirklich wohlfühlt. Wenn es sich wohler fühlt, indem es mit Armen und Beinen um sich schlägt, sollte es das tun dürfen!

Die größte Angst vieler Eltern und Erzieherinnen ist sicher die vor dem **Plötzlichen Kindstod (SIDS)**. Das sogenannte unerwartete Sterben eines Säuglings (80% der betroffenen Kinder sind 0–6 Monate alt) passiert meist während des Schlafens und ist bis heute nicht erklärbar. Forschungen haben bisher ergeben, dass die eigentliche Todesursache dieser Kinder nicht feststellbar ist. Anhand von vielen Untersuchungen wurden allerdings einige Punkte festgelegt, die zur Vorbeugung beachtet werden sollen:

- Schlafraum gut belüften und die Temperatur auf etwa 16–18 Grad senken
- Überhitzung der Kinder vermeiden (bis auf die Windel ausziehen, leichten Schlafsack verwenden)
- Kinder mit Apnoe genau beobachten und einen Arzt hinzuziehen
- keine Bettumrandungen verwenden (oben genannte Kopfkissen müssen deshalb sehr fest gestopft sein, damit das Kind nicht in Atemnot gerät und sind auch nur für ältere Kinder geeignet)
- Säuglinge zum Schlafen auf den Rücken legen

Ausführliche Informationen und Beratung in einem Forum finden Sie z. B. auf der Internetseite der Gemeinsamen Elterninitiative Plötzlicher Säuglingstod e.V.: www.geps.de.

Immer häufiger haben Erzieherinnen es mit **traumatisierten Kindern** zu tun, die schon als Säuglinge schlimme Erlebnisse verarbeiten müssen (z. B. Flüchtlinge, Kinder von Drogensüchtigen, Kinder, die geschlagen wurden). Diese Kinder benötigen besondere Aufmerksamkeit, nicht nur beim Schlafen. Im Zweifelsfall ist es immer sicherer, einen Arzt oder Psychologen hinzuzuziehen, falls es Unsicherheiten gibt, wie Sie dem Kind helfen können. Dies gilt auch bei behinderten Kindern, die im Rahmen der Inklusion eine Regeleinrichtung besuchen. Um auf ihre Bedürfnisse eingehen zu können, ist der Austausch mit den Eltern besonders wichtig.

Zum Umgang mit diesem Buch

Das Buch ist in vier Kapitel gegliedert:

- Schlaf- und Ruheräume gestalten und ausstatten
- Übergänge erleichtern
- Ruhezeit
- Schlafzeit

In jedem Kapitel gibt es verschiedene Anregungen, die Ihnen und den Kindern die Schlaf- und Ruhezeiten möglichst angenehm machen sollen. Dabei finden Sie viele Lieder mit Noten und Text und dazu passende Übungen oder Bastelangebote. Außerdem gibt es einige Anleitungen für Ausstattung und Gestaltung der Räume, die Sie in Vorbereitung selbst oder gemeinsam mit Kindern herstellen können.

Damit Sie auf einen Blick erkennen, welche Aktion Kinder nach mehrmaliger Anleitung von einem Erwachsenen allein ausführen können, sind sie mit dem Icon „Kinder“ gekennzeichnet. Anregungen, die Sie besser allein durchführen, sind mit dem Icon „ErzieherIn“ versehen. Nicht gekennzeichnet sind Spiele und Gestaltungsmöglichkeiten, die gemeinsam erfolgen.

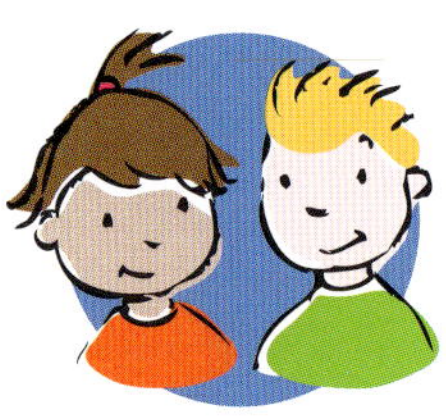

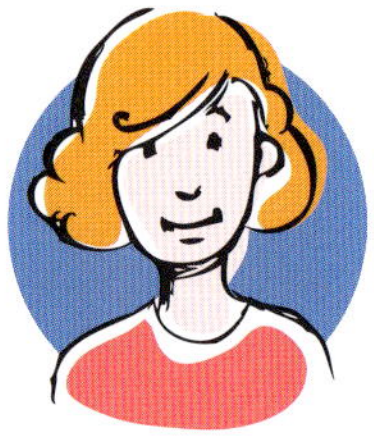

Liebe Leserinnen und Leser,

mit diesem Buch möchte ich Ihnen einen Wegweiser für eine angenehme Mittagsruhe in der Kita mitgeben. Ich hoffe, mit meinen Ideen und den Liedern aus dem reichen Fundus des Ökotopia-Verlags macht Ihnen die Betreuung müder Kinder mehr Freude und Sie und die Kinder können die Schlaf- und Ruhezeiten genießen.

Bleiben Sie entspannt und achtsam – für sich und die Kinder!

Herzliche Grüße

Yvonne Wagner

Schlaf- und Ruheräume gestalten und ausstatten

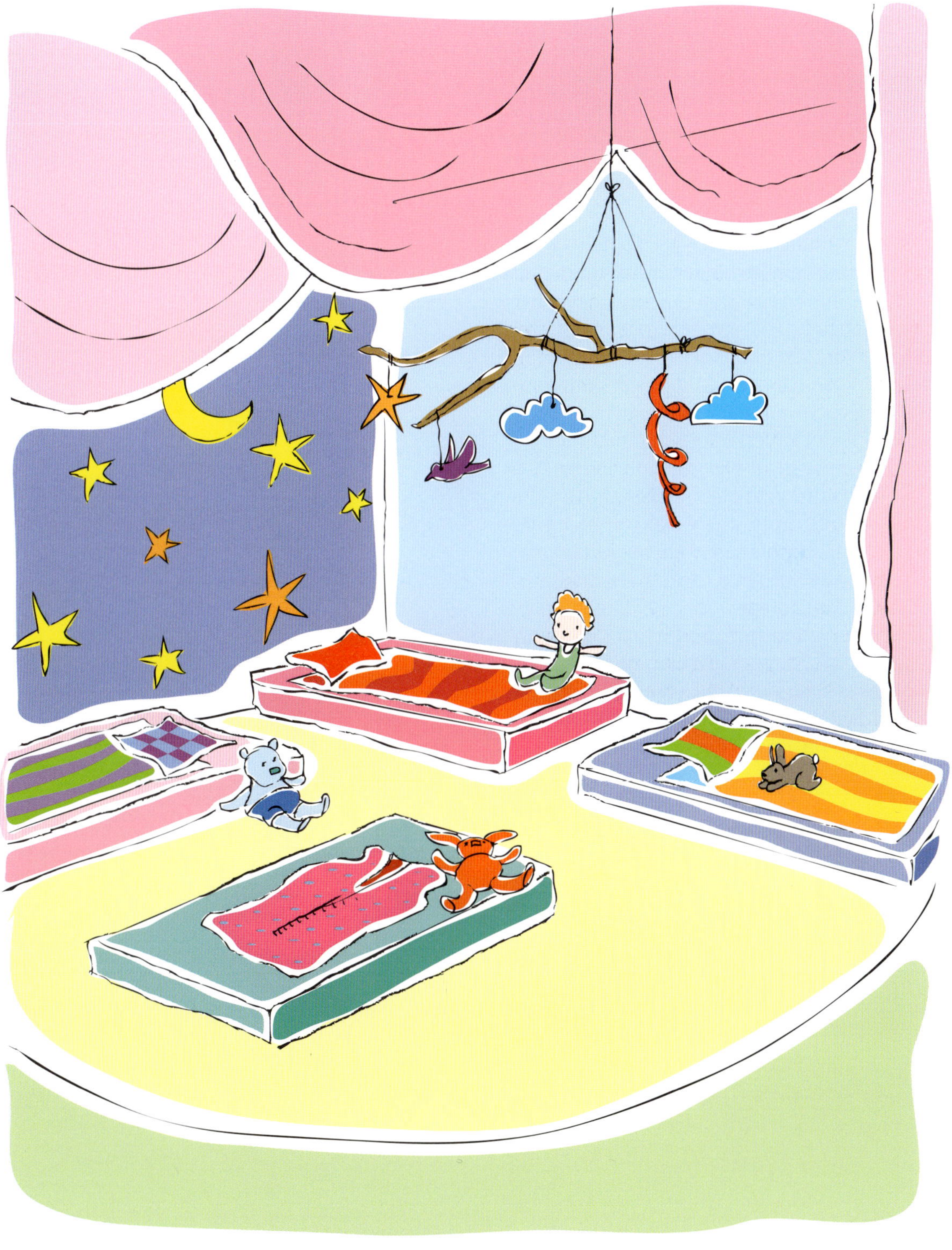

Wand- und Deckengestaltung

Auch die optischen Reize sollen im Schlafraum auf ein Minimum reduziert sein. Außer den Bildern oder Symbolen der Kinder, die ihre Schlafplätze markieren (sofern diese festgelegt sind), bieten die bunten Decken, Stofftiere und Kuscheltücher schon recht viele Ablenkungen für das Auge.

Trotzdem gibt es einige Möglichkeiten, den Raum auch optisch ansprechend zu gestalten, und zugleich beruhigend und entspannend zu wirken.

- Wandfarben: Beruhigende, warme Farbtöne, Pastelltöne (z. B. an R. Steiner angelehnt: blau, rot, gelb in leichter Tönung, durchscheinend, soll den wohligen Raum im Mutterleib imitieren).

- etwas dunkleres Blau als Wand- und Deckenfarbe verwenden und Sterne und Mond aufmalen oder aufkleben.

- einen Baldachin unter die Decke hängen: Ideal ist ein leichter Stoff in hellblau, warmem Orange oder mit Sternen bzw. Wolken gemustert; So tief hängen, dass er gut sichtbar ist und den Raum deutlich begrenzt. Er hilft, den Schall zu dämmen (es wird ruhiger) und bietet eine angenehme räumliche Begrenzung zum Wohlfühlen.

- Mobile aufhängen, z. B. einen größeren Ast oder einen großen Kreis aus einem Haselzweig. Daran möglichst in gedeckten Farben Vögel, Wolken, Sterne, Spiralen u. Ä. hängen. Idealerweise sind die Formen aus Papier hergestellt, sodass sie sich leicht in aufsteigender Luft bewegen (siehe S. 17 und S. 19).

- Muster an die Wände malen oder schablonieren, die dazu animieren, sie mit den Augen zu verfolgen, z. B. Schlangenlinien, viele kleine und große Kreise oder Wolken.

- Für Schlafplätze, die direkt an der Wand sind: Tücher oder Wandteppiche aufhängen, die etwas Wärme ausstrahlen.

Spiralen-Mobile

Folgende Spiralformen eignen sich gut für ein Mobile. Verwenden Sie verschiedene Papierstärken, um auszuprobieren, welche sich besonders gut drehen und welche sich länger oder kürzer strecken.

Material: Farbigen oder weißen Karton und Tonpapier, Goldpapier (zum Sterne basteln), Bleistift, Schere, Nylonschnur oder Nähgarn, Nähnadel, Ast, Haken

Eine Kreisform zeichnen (z. B. den Umriss eines Bechers) und vom Rand nach innen kreisförmig einschneiden. Einen Faden an das innere Ende fädeln und die Spirale daran aufhängen. Für Kinder: Die Spirallinie in den Kreis einzeichnen, sodass die Kinder entlang schneiden können.

Auf diese Art mehrere Spiralen unterschiedlicher Größe herstellen und aufhängen.

Variante:
Wenn es die Möglichkeit gibt, direkt ans Fenster eine Gardinenstange anzubringen, können Sie daran sehr kleine Spiralen aufhängen. Die drehen sich dann besonders gut, durch die Temperaturunterschiede am Fenster und über der Heizung.

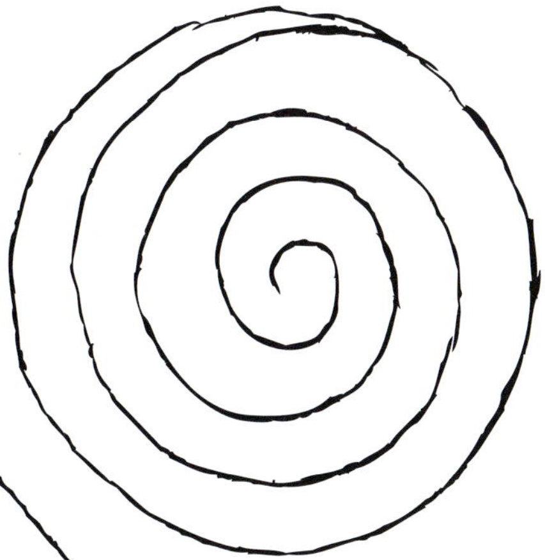

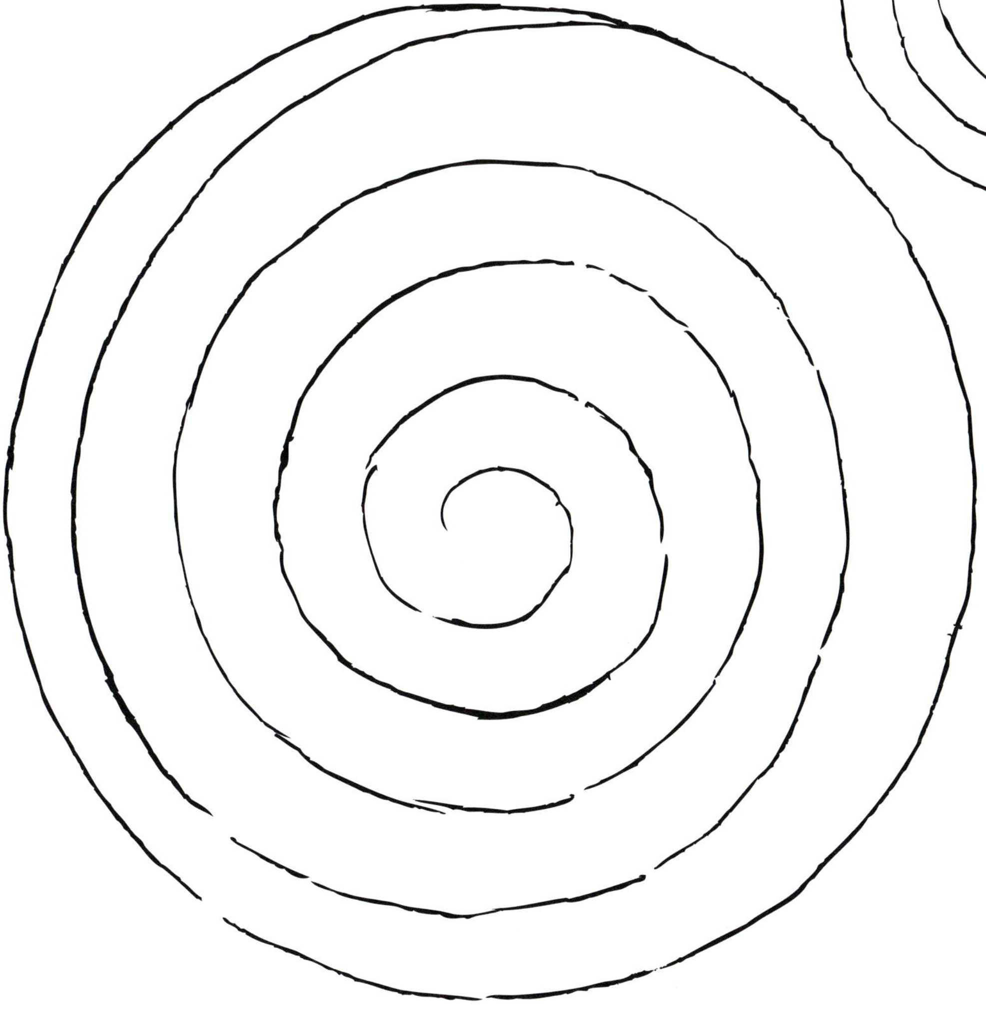

Schlafraum-Bild: Landschaft

Wenn Sie nicht die Möglichkeit haben, die Wände im Schlafraum farbig zu gestalten, können Sie ein großes Bild aufhängen. Das Motiv sollte beruhigend und fantasieanregend sein und die Kinder nicht vom Schlafen ablenken. Ideal sind Landschaften, die nur angedeutet werden und viel Raum für die eigenen Gedanken lassen. Begrenzen Sie die Farbauswahl, damit die Stimmung auf dem Bild nicht zu düster wird (beim Mischen entsteht schnell ein trübes Braun-Grau).

Material: Großes Malpapier (Tapete, helles Packpapier), Deckfarben, Wasserbecher, Haar- und Borstenpinsel in verschiedenen Größen, Schwämme oder Spülbürsten, Klebgummi (lässt sich wieder abrubbeln), Malunterlage (Maltischdecke) und Lumpen

Die Maltischdecke auf dem Boden oder einem sehr großen Tisch ausbreiten. Das Papier darauf legen. Evtl. die Enden beschweren.

Einen Hintergrund, z.B. aus hellem Blau, auftragen. Dabei die Farbe sehr dünn anrühren und mit viel Wasser im Pinsel arbeiten. Der Hintergrund kann auch mit einem Schwamm aufgetupft werden. Es dürfen viele weiße Stellen bleiben, die später wie Wolken aussehen.

Einen Boden bzw. Wiese malen. Dafür Grüntöne mischen und leicht aufstreichen und tupfen. Hierfür eignen sich Spülbürsten besonders gut. Für Blumen einfach ein paar gelbe, rote und lila Tupfen verteilen. Mit Weiß kleine Akzente setzen.

Für Büsche und Bäume Grüntöne auftupfen und evtl. einen Stamm in Braun andeuten.

Nach dem Trocknen das Bild mit Klebgummi aufhängen.

Hinweis: Je weiter vorne etwas ist, desto wärmer müssen die Farben sein, je weiter hinten im Bild etwas ist, desto kühler (bläulicher) erscheint die Farbe. Malen Sie eine Wiese im Vordergrund mit hellem Gelbgrün und nach hinten immer bläulicher (bis zu Petrol) entsteht Tiefe, und die Wiese wirkt groß und weit.

Schlafraum-Bild: Papierkreise

Ein Bild aus farbigen Papierrollen kann sehr beruhigend und einschläfernd wirken, weil die Augen versuchen, nacheinander alle Kreise genau zu betrachten. Die Kinder haben zwar viel zu sehen, aber es sind keine gegenständlichen Motive, die eigene Fantasien beeinflussen. Das Bild kann im Schlafraum hängen oder auch in der Ruheecke. Es ist so schön, dass es auch als Dekoration geeignet ist. Weil es so einfach herzustellen ist, können schon sehr kleine Kinder mitbasteln.

Material: Große Pappe oder Sperrholzplatte (Größe nach Platz festlegen), dünnes Papier in verschiedenen Farben bzw. weiß (z.B. Illustrierte, Bücherseiten, unbedrucktes Zeitungspapier), Kleber (ohne Lösungsmittel), Klebeband, Bilderrahmen oder Holzleisten (inkl. Leim und Schrauben), Bilderrahmen-Aufhänger oder Bohrmaschine und Dübel

Das Papier in Streifen reißen, die etwa 6-8 cm breit und mind. 20 cm lang sein sollten.

Die Streifen der Länge nach einrollen, sodass je eine Rolle von 20cm entsteht. Diese Rollen platt drücken. Es müssen keine scharfen Kanten entstehen.

Diese Papierstreifen zu Kreisen zusammenrollen. In der Mitte soll jeweils ein Loch bleiben. Einfach geht das, wenn Sie die Streifen um den Daumen oder einen Klebstift wickeln. Damit die Rolle sich nicht gleich wieder öffnet, das Ende mit etwas Klebeband an der Rolle befestigen.

Die kreisförmigen Papierteile auf dem Papp- oder Holzgrund anordnen. Sie sollen möglichst ungeordnet liegen, aber dicht genug, dass kein Platz mehr dazwischen ist. Ideal ist es, wenn es viele verschiedene Größen gibt, dann passen sie gut aneinander.

Die Kreise aufkleben und trocknen lassen.

Das Bild an einer Wand befestigen.

Hinweise: Prüfen Sie, ob sich die Druckfarbe vom Papier löst, bevor Sie mit den Kindern basteln!

Wenn Sie bestimmte Farbtöne für das Bild vorziehen, können Sie vorab unbedrucktes Zeitungspapier mit Tempera- oder Wasserfarben einfärben. Nass in nass verlaufen die Farben und es entstehen schöne, sanfte Tönungen.

Wenn möglich, sollten Sie einen Rahmen dazu kaufen oder selbst aus Holzleisten herstellen. Der Rahmen begrenzt den Raum des Bildes und somit den Blick des Betrachters.

Schlafraum-Vogelmobile

Mobiles beruhigen besonders und regen die Fantasie an. Das hilft, einzuschlafen und ruhig in die eigenen Träume zu versinken.

Material: Ast, Tonpapier (weiß und farbig), Bleistift, Schere, Buntstifte, Nähgarn oder Nylonschnur, Nähnadel

Die Schablonen dieser Seite kopieren, ausschneiden und (ggf. mehrmals) auf das Tonpapier übertragen oder selbst Motive entwerfen. Die Motive ausschneiden.

Von beiden Seiten nach Belieben gestalten. Das können auch jüngere Kinder gut.
An alle Teile eine Schnur fädeln und noch recht lang lassen.

Einen Ast aufhängen und die Vögel und Bäume daran festknoten. Überschüssige Fadenenden abschneiden.

Hinweis: Als Aufhängung bietet sich ein Ast an. Sie können die einzelnen Vögel und Bäume daran hängen. Oder Sie fädeln jeweils Vögel und Bäume untereinander auf eine Schnur und hängen diese langen Schnüre an den Ast. So hängen sie recht tief. Diese „Hänger“ eignen sich auch, um sie an Vorhangstangen oder direkt an die Decke zu hängen.

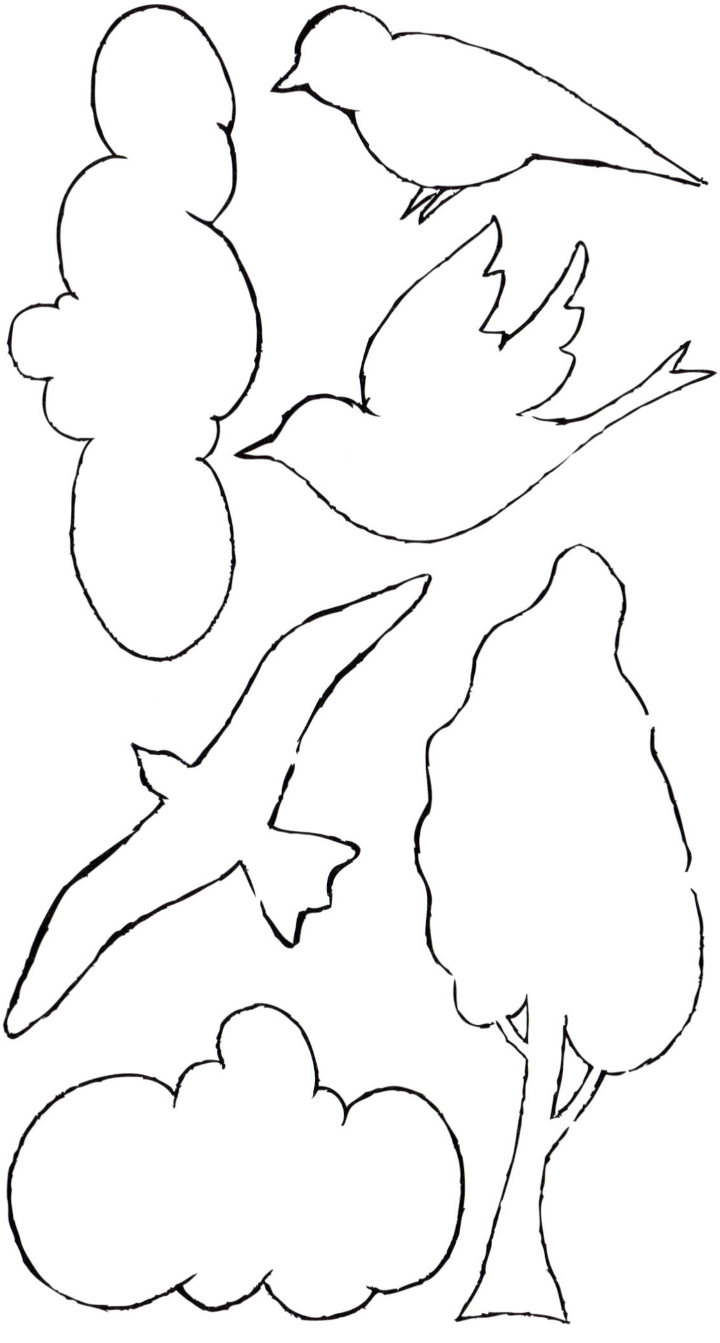

Kinderinsel – hier ziehen wir uns aus

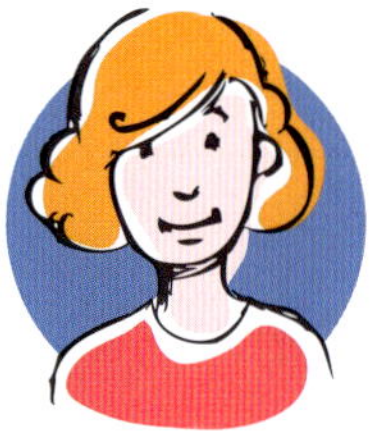

Damit der Schlafraum nur zum Schlafen dient, ordentlich (und damit reizarm) sowie ruhig bleibt, ziehen sich die Kinder außerhalb um. Ideal ist ein Platz nah am Schlafraum, damit sie nicht halbnackt quer durch die Krippe laufen oder krabbeln müssen. Dieser Bereich soll von außen nicht einsehbar sein. Bei Fenstern zur Straße kleben Sie diese mit blickdichter Fensterfolie ab, ziehen einen Vorhang davor zu oder bemalen Sie sie (mit den Kindern) mit wasserlöslichen Farben.

Die Kinder erkennen diesen besonderen Platz leicht, wenn er durch einen Teppich markiert ist. Ideal ist ein runder Teppich aus strapazierfähigem und möglichst waschbarem Material. Wenn er auch noch aus flauschigem Flor besteht, ist es für die Kinder besonders angenehm, sich darauf zu setzen und aus- oder anzuziehen.

Jedes Kind, das schon krabbeln oder laufen kann, begibt sich nach dem Essen/Zähneputzen/Wickeln selbstständig auf den Teppich und zieht sich soweit möglich allein bis auf die Windel und ggf. den Body oder ein Hemdchen aus. Die Kleidung legen die Kinder in ihre Körbe, Kisten oder Beutel. Darin finden sie auch ihre Einschlafhilfen (Kuscheltiere, Tücher, kleine Kissen) und evtl. ihre Schnuller (sofern diese nicht an einem Schnullerbrett, aufbewahrt werden, S. 22).

So ausgerüstet gehen sie in den Schlafraum, kuscheln sich in ihre Betten und schlafen sicher bald ein.

Hinweis: Geben Sie dem Platz zum Ausziehen einen Namen, den die Kinder gut verstehen können: „Kinderinsel“, „Trauminsel“ oder „Sandmann-Wolke“ … Wenn der Platz noch mit einem Ritual verknüpft wird, ist er besonders beliebt.

Kleiderkisten basteln

Gibt es bei der Kleiderinsel oder dem Platz vor dem Schlafraum ein Regal, ist es praktisch, für jedes Kind eine Kleiderkiste anzufertigen, die dort abgestellt wird. Hier bewahren die Kinder ihre Kleider, Kuscheltiere und evtl. auch ihre Schnuller auf.

Material: Pappkartons etwa 30 x 20 x 15 cm groß, mit Deckel (möglichst zum Klappen), breites Klebeband (z. B. Malerkrepp), Acrylfarben, Pinsel, Wasserbecher, Lumpen, Maltischdecke, Klebstift, Foto jeden Kindes (etwa 3 x 5 cm groß), transparente Klebefolie (je etwa 4 x 6 cm groß), Schere, Buntstifte, Wachskreiden, Marker

Haben Kartons keinen Klappdeckel, am Deckelrand an einer Längsseite die beiden Ränder bis zu den Ecken einschneiden. Den Rand am Karton mit Klebeband befestigen, am besten innen und außen.

Die Kartons mit leicht verdünnter Acrylfarbe grundieren. So werden die Motive, die aufgedruckt sind, überdeckt, und die Kartons lassen sich anschließend mit verschiedenen Stiften und Acrylfarben bemalen und ausgestalten.

Auf jede Kiste vorne ein Foto des Besitzers mit Klebstift aufkleben und mit einem Stück Folie überziehen. Es ist praktisch, den Namen des Kindes dazuzuschreiben.

Hinweise: Auf Schmuckelemente zum Aufkleben wird bewusst verzichtet. Zum einen müssen sie mit stark haftendem Klebstoff befestigt werden, der Lösungsmittel enthält, die sehr ungesund sind. Zum anderen könnten sich trotzdem später Teile lösen, die dann für jüngere Kinder gefährlich werden (sie könnten verschluckt oder eingeatmet werden). Aus praktischen Gründen ist es ebenfalls besser, auf Klebeelemente zu verzichten, da sich die Kisten so besser stapeln und eng nebeneinander stellen lassen.

Lassen Sie die Eltern, z. B. während der Eingewöhnungszeit, die Kiste gemeinsam mit dem Kind gestalten. So haben die Kinder ein kleines

Stück „Zuhause“ bzw. „von Mama gemacht“ in der Kita. Geben Sie gewisse Rahmenbedingungen vor: Foto vorne, evtl. den Namen aufschreiben, bestimmte Farben auswählen (um die Kisten etwas einheitlicher abzustimmen) …

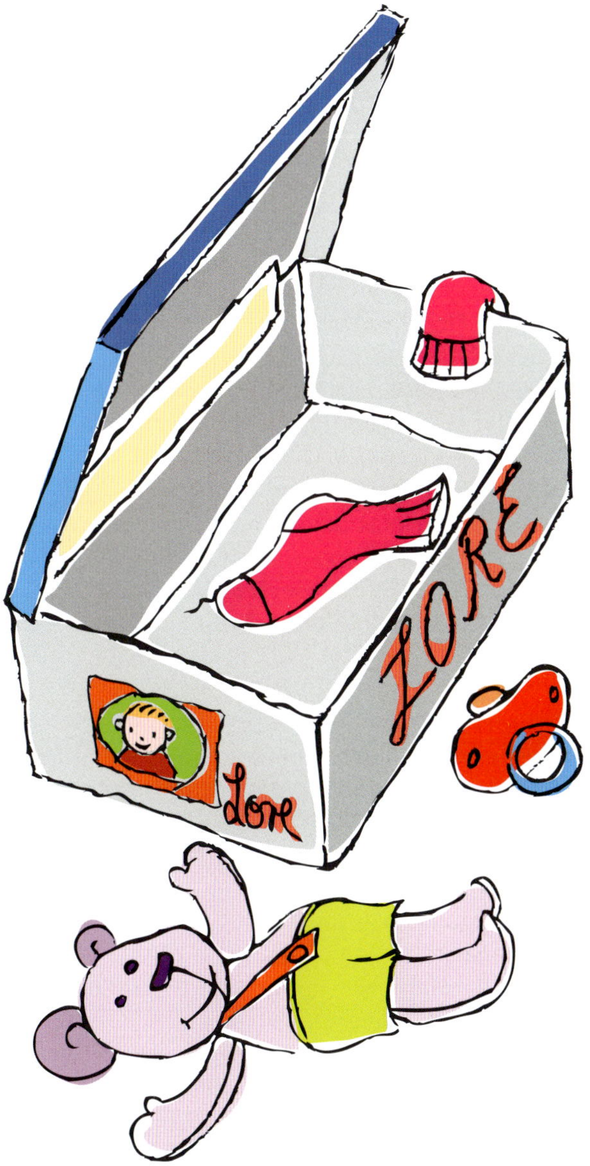

Kleiderbeutel

Gibt es keinen festen Platz für die Kleidung, die die Kinder zum Schlafen ausziehen, entsteht schnell Unordnung. Das führt dazu, dass beim Aufstehen Unruhe aufkommt, weil die Kinder ihre Sachen erst zusammensuchen müssen. Ein Beutel für jedes Kind kann ans Bett gehängt werden oder liegt daneben. Beim Aufstehen nimmt das Kind ihn mit hinaus oder auch mit zum Wickeln und zieht sich dann erst an. Der Beutel hängt dann wieder an der Garderobe oder an einem Hakenbrett vor dem Schlafraum. Jedes Kind, das neu in die Krippe kommt, gestaltet einen Schlafbeutel.

Material: Turnbeutel aus Baumwolle mit Durchzugkordel (natur, weiß oder bunt), Stofffarben (Grundfarben), Zeitung, Pinsel, Wasserbecher, Malgläser, Buchstabenstempel, Unterlage, Teller/Schalen als Stempelkissen (evtl. mit Küchentuch auslegen), Bügeleisen

Die Farbe mit etwas Wasser verdünnt anrühren und in Gläser geben.

In die Mitte der Tasche eine dicke Lage Zeitungspapier legen, die verhindert, dass die Farbe auf die zweite Stoffseite durchsickert.

Den Namen des Kindes aufstempeln (die Kinder benötigen dabei Hilfe oder eine Vorlage des Namens). Dafür die Farbe mit einem Pinsel auf den Stempel streichen oder auf einer Unterlage aufstreichen, die als Stempelkissen dient.

Das Kind kann nun frei auf eine Seite seiner Tasche malen. Auch ein Handabdruck sieht hier schön aus und ist etwas Persönliches.

Nach mindestens zwei Stunden Trockenzeit (je nach Wärme und Luftfeuchtigkeit), die Farbe einbügeln. Dazu ein Bügeltuch oder Backpapier unterlegen und die Farbe einbügeln. Bitte dafür die Anweisungen auf der Farbe lesen!

Hinweise: Turnbeutel können Sie oder ein Elternteil einfach selbst nähen. Am besten verwenden Sie dafür Baumwolle (alte Bettbezüge!). Diese werden in Rechtecke zugeschnitten, eine Kante als Tunnelzug umgenäht und zwei Schlitze eingearbeitet, wo die Schnur herausgezogen werden kann. Anschließend wird der Beutel zusammengenäht, die Schnur eingezogen und fertig. Als Maß und Vorlage dient ein alter Turnbeutel in der gewünschten Größe.

Bitten Sie die Eltern während der Eingewöhnungszeit, den Turnbeutel gemeinsam mit ihrem Kind zu gestalten. So wird der Beutel für das Kind doppelt wertvoll, weil es sich jedes Mal an die Erfahrung erinnert, wenn es den Beutel benutzt.

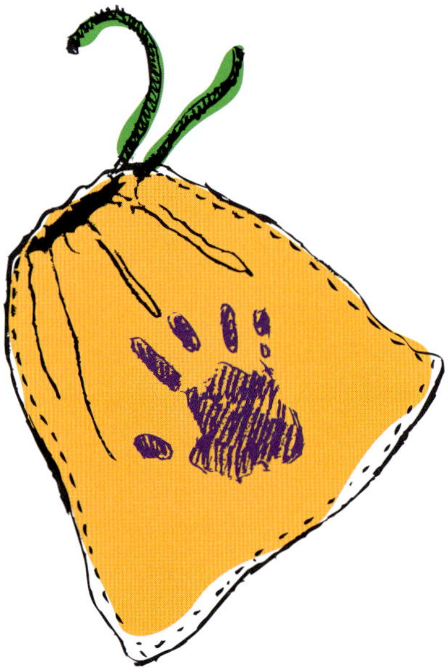

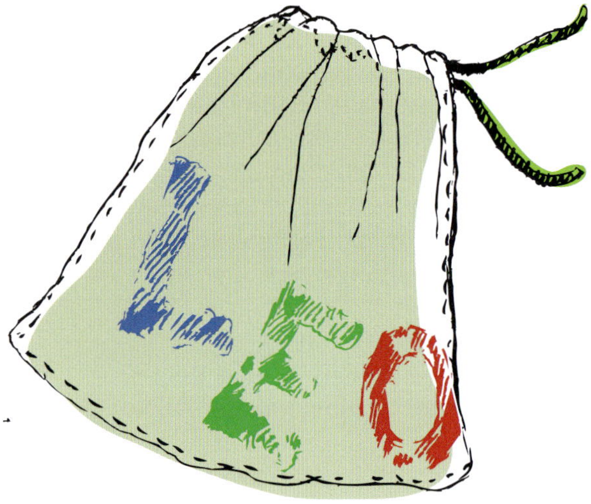

Schnullerbrett

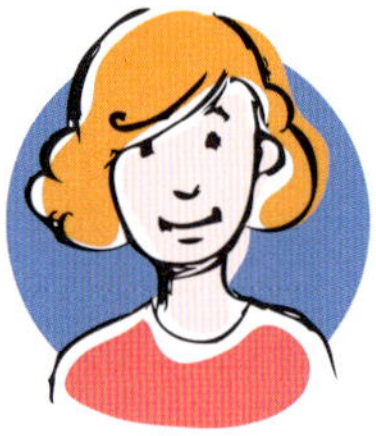

Einige Kinder benötigen sicherlich noch einen Schnuller zum Einschlafen. Sie sollten einen extra Schnuller nur für die Kita mitbringen und dort sicher und hygienisch aufbewahren können. Ideal ist ein System zum Aufhängen, weil die Schnuller dort schnell trocknen und damit der Nährboden für Bakterien verschwindet. Natürlich müssen Schnuller trotzdem regelmäßig gewaschen werden.

Material: Holzbrett (ca. 1 cm dick, je nach Material und gewünschter Größe), Stichsäge (alternativ Laubsäge), Schleifpapier in den Stärken 120 und 200, Bleistift, Holzleim, Schleifklotz, Acryllack, Pinsel oder Walze, Haken mit Kopf und Schraube (z. B. aus unlackiertem Holz oder aus Kunststoff), Kastanienbohrer, Lumpen, Bilder oder Symbole der Kinder, Heißkleber oder Klebefolie, Bohrmaschine mit Bohrer, Schrauben und Dübel

Das Brett zurechtsägen. Rechts und links oben jeweils ein Loch bohren.

Das Brett und alle Kanten schleifen. Erst mit dem gröberen Schleifpapier arbeiten und danach mit dem feineren. Die Platte mit einem feuchten Tuch abwischen und warten bis sie getrocknet ist. Alle noch vorhandenen losen Fasern haben sich aufgestellt und können mit feinem Schleifpapier abgeschmirgelt werden. Hier können Kinder gut mithelfen.

Das Brett sauber abwischen und mit Acrylfarbe bestreichen. Dabei am besten in zwei Schichten arbeiten – die erste Schicht relativ stark mit Wasser verdünnen, die zweite Schicht nach dem vollkommenen Durchtrocknen der ersten Schicht etwas dicker auftragen. Darauf achten, dass die Löcher nicht verkleben.

Für Schraubhaken die gewünschten Stellen markieren und mit dem Kastanienbohrer vorbohren. Anschließend die Haken eindrehen.

Bei dickeren Schrauben müssen die Löcher mit einem feinen Bohrer vorgebohrt werden.
Die Symbole oder Fotos der Kinder unter oder über den Haken verteilen und mit Heißkleber oder Folie befestigen.

Das Brett an die Wand halten (ggf. mit einer Wasserwaage nachsehen, ob es auch gerade hängt) und Punkte für die Schrauben zum Aufhängen markieren. Dort jeweils ein Loch bohren und einen Dübel hineinstecken. Das Brett mit Schrauben an der Wand befestigen.

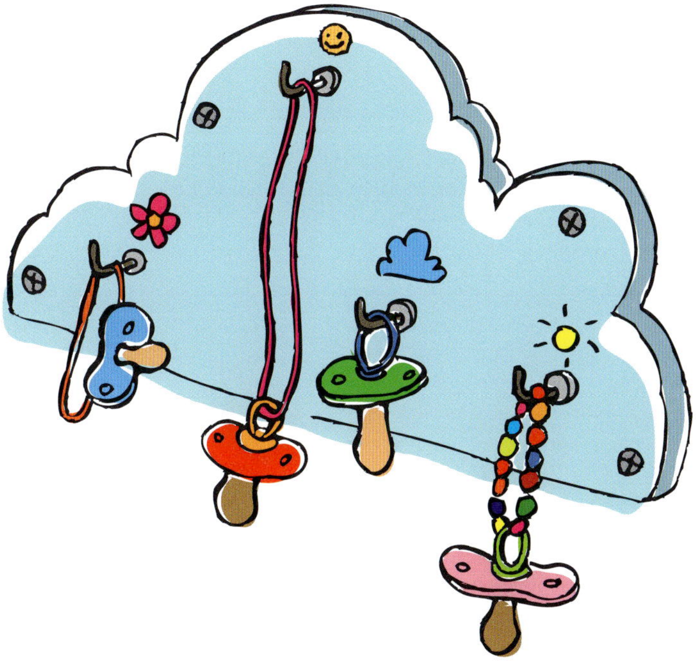

Hinweis: Praktisch ist es, ein langes, schmales Brett aufzuhängen. Schöner ist eine Wolkenform.

Wollen Sie die Haken nicht Natur belassen, können Sie sie mit Olivenöl (oder Leinöl) einreiben. So werden sie wasserabweisend und sind damit abwaschbar. Diese Behandlung muss gelegentlich wiederholt werden.

Wenn Sie Kontrolle darüber behalten wollen, wer welchen Schnuller benutzt, sollten Sie das Brett nicht in Reichweite der Kinder aufhängen.

Trauminsel mit Paravent

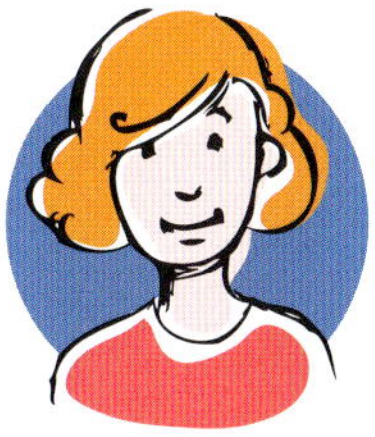

Kinder, die nicht in den Schlafraum gehen, ruhen sich manchmal auch gerne liegend aus. Daher ist es sinnvoll, einen festen Platz dafür zu schaffen. Hier können auch Kinder schlafen, die während des Tages müde werden.

Material: runder Teppich (grün), Matratze, Spannbettlaken, Kissen, Stillkissen, Stoff für Baldachin (möglichst mit umgenähten Kanten), Nylonschnur, 6 Holzleisten (ca. 3 x 1 cm, jeweils etwa 1 m lang), 6 Holzleisten (ca. 3 x 1 cm, je etwa 40 cm lang), 4 Schrankbänder (das sind flache Scharniere), kleine Spaksschrauben, Schraubendreher (passend zu den Schrauben), kleine Nägel, Hammer, Holzleim, Tacker, Winkellineal oder Geodreieck, Stoff für Paravent (transparent)

Eine gemütliche Ruheinsel in einer Ecke des Raumes einrichten, von der aus der Raum zwar einzusehen ist, aber trotzdem etwas Ruhe herrscht. Der Teppich ist die Insel, darauf liegt die Matratze. Liegt die Matratze direkt auf dem Boden, könnte sie verrutschen. Legen Sie einen großen Teppichstopper darunter (eine Art Netzteppich aus gummiertem Material), der das Rutschen verhindert. Achten Sie darauf, die Matratze gelegentlich aufzustellen, damit sie auch von unten lüften kann. Idealerweise klopfen Sie die Matratze draußen aus oder saugen sie regelmäßig ab, damit sich keine Staubmilben ansammeln können. Laken und Kissen sollten farblich abgestimmt sein. Am besten sind sie in Grün- und Brauntönen (Pflanzen, Erde, Holz).

Als Baldachin einen Stoff rund oder eckig zuschneiden, je nachdem, wie groß die Insel ist. Mithilfe der Nylonschnur und kleinen Nägeln möglichst tief hängend an der Decke befestigen.

Damit der Raum auch optisch etwas vom übrigen Gruppenraum abgegrenzt ist, wird ein Paravent aufgestellt. Aus den Holzleisten drei Rahmen bauen. Dafür die Teile jeweils im rechten Winkel zueinander auf den Boden legen.

Die Enden, die übereinander liegen sollen, mit etwas Leim einstreichen, aufeinanderlegen und kleine Nägel einschlagen. Damit das Holz nicht platzt, die Nagelspitzen jeweils mit einem Hammerschlag abstumpfen. So wird das Holz nicht gespreizt, sondern gestanzt.

Die Schrankbänder mit kleinen Schrauben an den Rahmen anbringen, sodass die Rahmen wie ein Leporello zu falten sind.

Nun den Stoff mit dem Tacker anbringen. Dafür die Kanten jeweils umschlagen, sodass sie nicht ausfransen können, und mit etwas Spannung befestigen.

Soll der Paravent größer sein, muss noch je eine Quer- oder Diagonalleiste eingefügt werden, damit er stabil ist.

Übergänge erleichtern

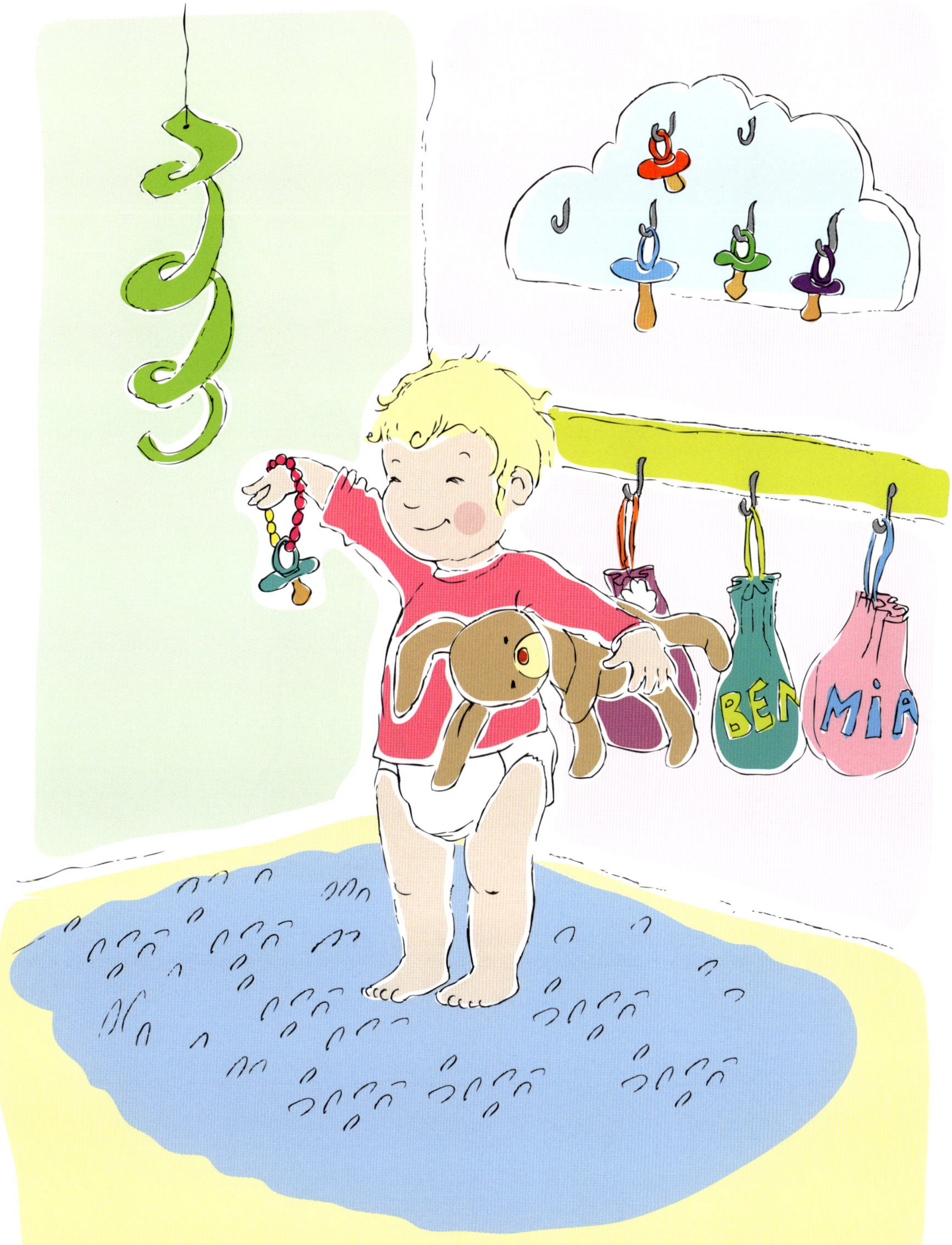

Vom Zähneputzen zum Schlafen und Ruhen

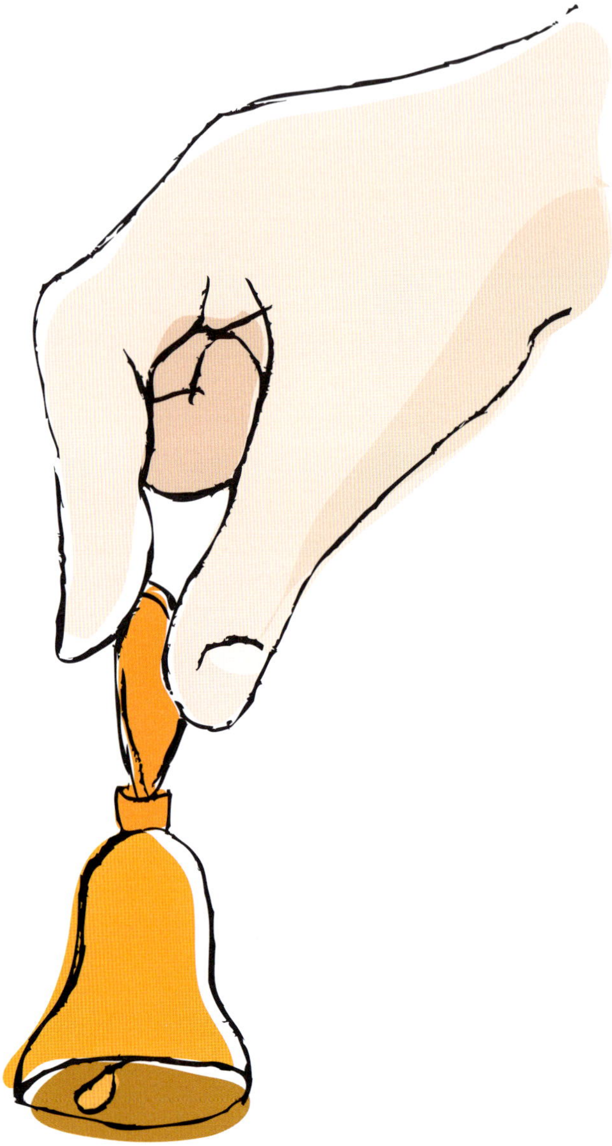

Nach dem Essen sollen alle Kinder die Zähne putzen. Dabei geht es oft recht unruhig zu. Damit die Kinder trotzdem zur Ruhe kommen, kann die Erzieherin die Kinder dabei ruhig begleiten.

Material: Kleines Glöckchen

Die Kinder treffen im Bad ein (sofern sie selbstständig gehen) und waschen sich ihre Hände. Jedes Kind nimmt seine Zahnbürste und bekommt etwas Zahncreme darauf.

Die Erzieherin läutet einmal mit dem Glöckchen. Das ist das Zeichen für die Kinder, jetzt mit dem Zähneputzen zu beginnen. Damit sie es hören, müssen sie schon recht leise und aufmerksam sein. Nun putzen sie gründlich ihre Zähne.

Die Erzieherin kann dabei herumgehen und helfen. Ist ausreichend Zeit vergangen bzw. die Kinder haben gründlich geputzt, läutet sie wieder mit dem Glöckchen. Das ist das Zeichen, dass die Kinder ihren Mund ausspülen, die Zahnbürsten abwaschen und sich abtrocknen dürfen. Wer fertig ist, geht leise zum Ruhen oder Schlafen.

Hinweis: Meist treffen die Kinder nacheinander im Bad ein. Es bietet sich an, dass immer eine Kleingruppe gemeinsam mit dem Zähneputzen beginnt. Sie können kann aber auch zu jedem Kind einzeln gehen und das Glöckchen läuten.

Entspannungsgeschichte mit Ende zum Einschlafen oder Ruhen

Ab ca. 1,5 oder 2 Jahre entspannen Kinder gerne während sie eine Geschichte hören. Diese hier ist bewusst als Entspannungshilfe formuliert und kann einfach abgewandelt werden.

Wenn die Kinder liegen, beginnt die Erzieherin, zu erzählen. Dabei spricht sie langsam und achtet auf die Reaktionen der Kinder. Damit die Kinder wirklich ruhen und entspannen, sollten sie jetzt selbst nicht reden. Lieber sprechen sie später gemeinsam über die Geschichte, vielleicht erzählen sie ja selbst noch weiter.

Jetzt liegst du gemütlich im Bett (auf der Matratze ...).

Du kannst dich in die Decke kuscheln.
Du kannst deine Augen schließen.
Fühl mal, wie du atmest: ein ... aus ... ein ... aus.
Stell dir vor, du liegst auf einer Wiese.
Um dich herum ist weiches, grünes Gras.
Es weht ein ganz leichter Wind – sanft über das Gras und über dein Gesicht hinweg ... pffffff ...
Er fühlt sich kühl an, wenn er dein Gesicht streichelt.

Fühl mal dein Gesicht. Atme die frische Luft ein ... und aus ... und ein ...
Die Luft riecht nach Gras und nach Klee und ein bisschen nach Erde.
Hörst du das Brummen, ganz leise? Eine Hummel fliegt von einer Blume zur nächsten und sucht sich süßen Nektar.

Oben am Himmel ziehen kleine weiße Wolken vorbei.
Flauschig weich sehen sie aus, wie kleine wollige Schäfchen. Die Schäfchenwolken ziehen vorbei zu ihrer Weide. Dort kuscheln sie sich aneinander und schlafen ein.
Schlaf gut!

Varianten:
Statt dem *„Schlaf gut!“* am Schluss: *„Du kannst dich auch einkuscheln und ein bisschen weiterträumen.“*

Setzen Sie die Geschichte als kurze Ruheübung ein, um danach entspannt und gestärkt weiterzuspielen. Dann endet sie so: *Wenn du magst, kannst du dich recken und strecken. Mach deine Arme ganz lang und strecke die Finger aus, sodass die Fingerspitzen sich fest anspannen. Dann lass die Finger, die Hände und Arme wieder locker. Jetzt streckst du die Beine aus, ganz lang und auch die Füße und die Zehen. Lass sie wieder locker. Kannst du dich nun ganz lang machen? Von den Fußspitzen bis zu den Fingerspitzen? Strecke auch deinen Hals und deinen Kopf ganz lang. Dann löst du dich wieder. Jetzt kannst du langsam aufstehen und dich ausschütteln, dann bist du wieder munter, um weiter zu spielen.*

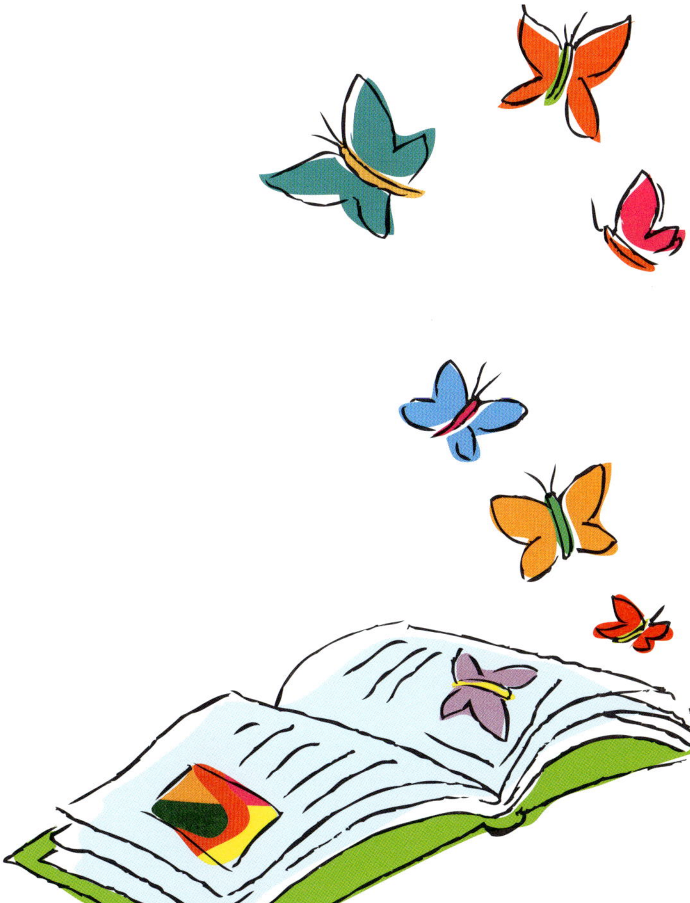

Lieder- und Geschichtenkisten

Damit die Ruhezeit wirklich ruhig abläuft, können Sie zu Beginn gemeinsam mit den Kindern ein ruhiges Lied singen oder eine Geschichte vorlesen. Dies führt in die Ruhezeit ein oder ist ein Moment des Zusammenseins vor dem Schlafengehen.

Material: Karton (Schuhkarton mit Deckel), Schmuck- oder Geschenkpapier, Bastelkleber, Schere, Geschichten oder Lieder, Drucker, Papier, Buntstifte, Laminiergerät und -folie (alternativ transparente Klebefolie)

Vorbereitung:
Den Karton mit schönem Papier bekleben. Dafür das Papier abmessen und zuschneiden. Die Kiste seitenweise mit Kleber bestreichen und das Papier aufkleben. Dabei von innen nach außen glatt streichen, sodass keine Luftbläschen zurückbleiben. Trocknen lassen. Lieder oder Geschichten heraussuchen. Einige Kinder bitten, zu den Liedern oder Geschichten etwas zu malen. Die Texte ausdrucken, die Bilder auf die Rückseiten legen, und beides zusammen laminieren. Ideal sind Schlaf- und Ruhelieder (wie z. B. aus diesem Buch) sowie Einschlafgeschichten. Die Lieder oder Geschichten in die Kiste legen.

Zu Beginn der Schlaf- oder Ruhephase darf jeweils ein Kind eine Karte herausziehen (blind oder bewusst). Die Erzieherin liest die Geschichte vor, erzählt etwas zu dem Bild oder singt das jeweilige Lied vor.

Hinweise: Natürlich können Sie zwei Kisten herstellen, eine für Lieder, eine für Geschichten. Auch gemischt ist es schön, denn dann entscheiden das Kind oder der Zufall, ob gesungen oder erzählt bzw. vorgelesen wird.

Variante:
Sie können auch Symbole für bestimmte Lieder und Geschichten in die Kisten legen, z. B. Stofftiere, Fotos, kleine Gegenstände.

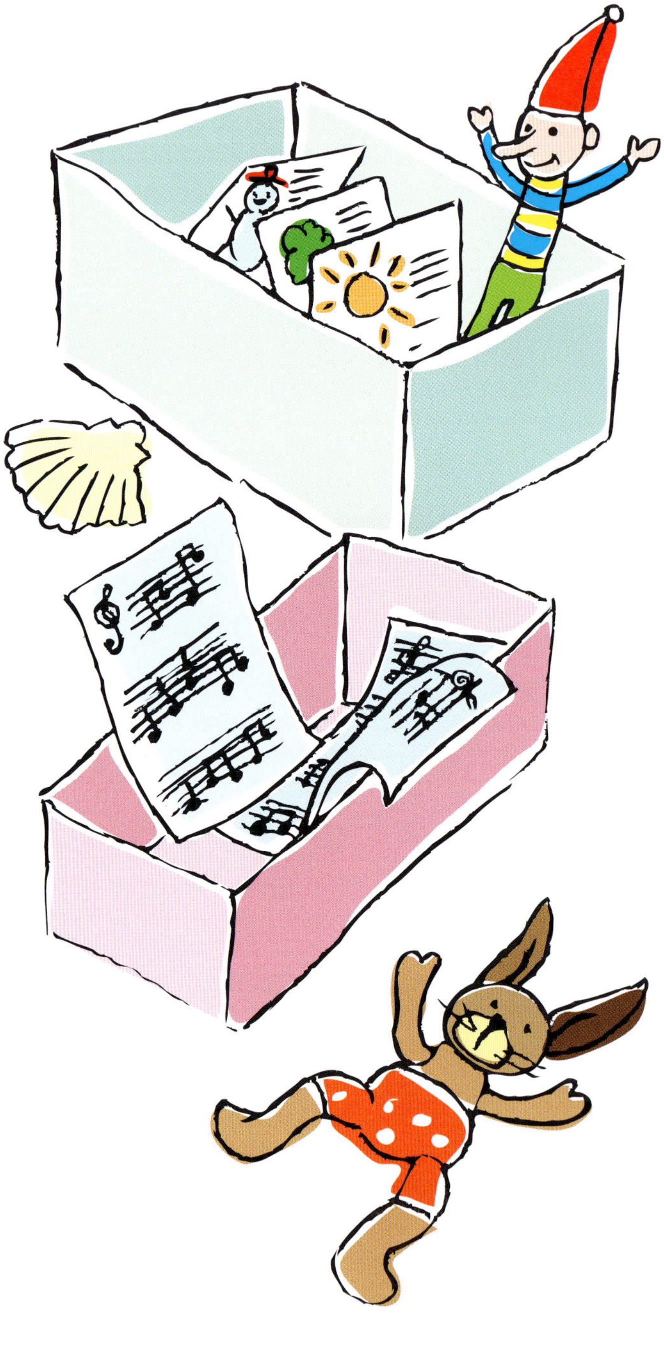

Qigong zur konzentrierten Entspannung

Qigong (gesprochen: Schigong) ist eine Methode, die Selbstheilungskräfte des Körpers mobilisiert. Mithilfe von Körperübungen sollen Körper und Geist in Einklang gebracht werden. Die Übungen können Kinder (und Erwachsene) darin unterstützen, Stress abzubauen, sich zu entspannen und zugleich zu konzentrieren. Alle Übungen sind für jedes Kind, ab etwa drei Jahren, einfach durchführbar und machen Spaß. Die Verpackung in kleine Geschichten, bzw. in Bildsprache, hilft den Kindern, sich leicht in die Übungen hineinfallenzulassen und sich so ganz darauf zu konzentrieren.

Hinweis: Hier finden Sie die Grundposition „verpackt" als Baum. Dazu habe ich mir einen Abschluss ausgedacht, der nicht direkt aus dem Qigong kommt, um die Kinder anschließend wieder zu lockern und zu lösen. Die Erzieherin spricht und macht dabei die passenden Bewegungen vor.

Die Grundhaltung:
Wir stellen uns vor, der Boden ist Erde, weich und kühl. Wir riechen die Erde. Wir stehen mit beiden Füßen auf der Erde. Über uns ist der Himmel, groß und weit.

Wir sind wie die Bäume auf der Erde. Unsere Füße, die Wurzeln, stellen wir etwas auseinander – so breit wie unser Becken oder unsere Schultern. Die Knie beugen wir ein wenig und den Po ziehen wir ein. Unsere Füße sind wie Wurzeln, die sich in die Erde graben. Sie halten uns fest auf dem Boden.

Der Rücken ist unser Baumstamm. Er ist gerade und reckt sich nach oben. Der Kopf, die Krone des Baumes, streckt sich nach oben, als wenn er vom Himmel hochgezogen würde. Nur unsere Arme, die Äste, dürfen wir ganz locker nach unten hängen lassen. Auch die Hände mit den kleinen Zweiglein hängen ganz entspannt herunter.

So atmen wir ein und aus und spüren unseren Körper auf der Erde - unter dem Himmel.

Lockern und lösen:

Hui, ein Wind kommt auf. Spürt ihr den Wind in eurer Krone? Der Wind wird stärker und ihr müsst euch hin- und herwiegen. Erst den Kopf, dann den ganzen Körper hin- und herschwenken. Die Äste müssen sich zur Seite ausstrecken, damit der Baum nicht umfällt, so stark bläst der Wind.

Dann hört er auf zu pusten und es wird wieder ganz ruhig. Die Bäume können wieder die Äste hängen lassen, ihre Krone ist wieder ganz ruhig.

Und mit einem Mal sind die Bäume wieder Kinder. Die Wurzeln lösen sich von der Erde und die Baumstämme werden wieder zu Körpern.
Wir schütteln uns aus und sind wieder Jonas, Maja, Habib ...

(Die Namen der Kinder nennen.) Die genannten Kinder können gehen.

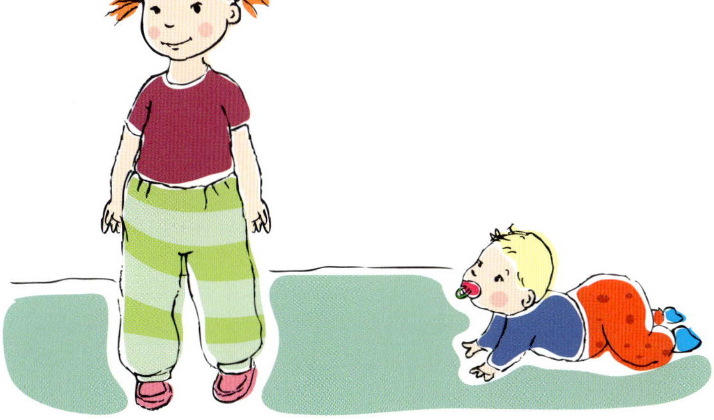

Erinnern

Vieles, was Kinder an einem Tag erleben, vergessen sie schnell wieder. Vor allem kleine Ereignisse und Begebenheiten, denen sie kaum Beachtung schenken, bleiben nicht in unserer Erinnerung. Positive und auch negative Erlebnisse können im gemeinsamen Gespräch reflektiert werden.

Die Kinder machen es sich gemütlich und kommen zur Ruhe.

Die Erzieherin fragt nach, was die Kinder heute schon erlebt haben. Sie erzählen und tauschen sich darüber aus. Dabei reden sie möglichst leise. Durch Fragen regt die Erzieherin das Gespräch an und motiviert die Kinder zu weiterem Nachdenken.

Beispiel:
Wenn ein Kind z. B. erzählt:
„In der Früh ist die Mama ganz schnell weggegangen und hat mir gar nicht mehr gewunken."

Die Erzieherin kann fragen:
„Wie war das für dich? Wie hat es sich angefühlt? Was hast du gemacht?"

Das Kind könnte antworten:
„Das war blöd. Ich hab geweint."

Die Erzieherin spricht an, welches Gefühl das für das Kind gewesen sein kann:
„Das hat dich traurig gemacht."

Sie kann mit dem Kind überlegen, wie es damit umgehen kann:
„Nachher, wenn die Mama dich abholt, kannst du ihr sagen, dass sie morgen bitte wieder winken soll, wenn sie geht. Denn du magst gerne, dass sie sich richtig von dir verabschiedet."

Hinweis: Als Ritual kann dieses Gespräch mit dem Fokus auf positive Erlebnisse und Begebenheiten täglich stattfinden. Positive Gedanken tun gut und das Erinnern an schöne Ereignisse verschafft ein gutes Gefühl. So müssen negative Gedanken meist gar nicht angesprochen werden, weil die Kinder sich durch die positiven Erinnerungen gut fühlen. Als Einstiegsfrage passt z. B. „Was war heute schön?"

Wichtig ist jedoch, dass Ängste und Sorgen immer angesprochen werden dürfen. Vor allem müssen sie vollkommen wertfrei angehört werden. Jedes Kind hat das Recht auf seine eigenen Gefühle, egal, ob es Angst vor etwas hat oder aber sich auf etwas freut – das ist nie mit „gut" oder „schlecht" zu bewerten. Die Erzieherin kann allerdings durch Rückmeldungen helfen, Gefühle in Worte zu fassen.

Wenn Tiere erwachen – Ritual zum Wachwerden

Am Ende der Ruhezeit können die Kinder sich gemeinsam recken und strecken. Das mobilisiert die Atmung, die Muskulatur und auch den Geist.

Die Kinder treffen sich am besten auf einem großen Teppich. Sie stellen sich so weit auseinander, dass jeder genug Platz hat – am besten eine Armlänge entfernt zum nächsten Kind.

Erzieherin:
„Wisst ihr, was Tiere tun, wenn sie aufwachen?"

Wenn es die Kinder nicht wissen, erklärt die Erzieherin:
„Sie recken und strecken sich. Das machen wir jetzt auch! Zuerst sind wir Störche. Wir stehen da, mit unseren langen Beinen. Wir müssen unseren langen Hals ganz nach oben strecken. Unser Kopf wird hochgezogen und wir lockern ihn wieder. Jetzt strecken wir die Flügel aus (die Arme), *weit weg vom Körper. Wir spreizen alle Federn weit auseinander* (die Finger) *und lassen sie wieder locker. Jetzt lassen wir die Flügel wieder locker hängen. Wir stellen uns auf ein Bein, wie Störche es gerne tun. Dabei recken wir unseren Kopf und unseren Schnabel ganz weit nach vorne, soweit es geht und wieder zurück. Jetzt wechseln wir das Standbein. Dann drücken wir den Kopf nach hinten, wir machen ein Doppelkinn dabei, das sieht lustig aus bei uns Störchen. Nicht wackeln! Und wir stellen uns wieder auf beide Storchenbeine und lassen den Kopf locker. Die Störche sind aufgewacht!*
Jetzt wollen wir Katzen sein. Wir rollen uns ganz klein zusammen. Die Katzen wachen auf. Sie stellen sich auf die Vorderfüße, heben den Kopf und öffnen ihr Maul ganz weit. Leise kommt ein „miaaauuu" aus ihrem Maul, wie ein Gähnen. Sie schauen mit ihren großen Augen nach oben und nach unten und nach rechts und nach links. Sie strecken ihre Vorderpfoten aus, mal die eine Pfote und das Vorderbein nach vorne, ganz lang. Dann die andere Vorderpfote und das Bein. Jetzt kommen die Hinterbeine dran, erst rechts, dann links. Und nun muss die Katze einen Buckel machen und ihren Rücken strecken. Dann drückt sie den Rücken nach unten und streckt ihren Hals weit nach vorne. Sie dreht den Kopf ein bisschen, schüttelt ihre Schultern aus und ist schon putzmunter."

Hinweis: Viele Kinder lieben es, sich wie Tiere zu bewegen und haben oft selbst gute Ideen, die sie den anderen Kindern und Ihnen vormachen können.

Ruhezeit

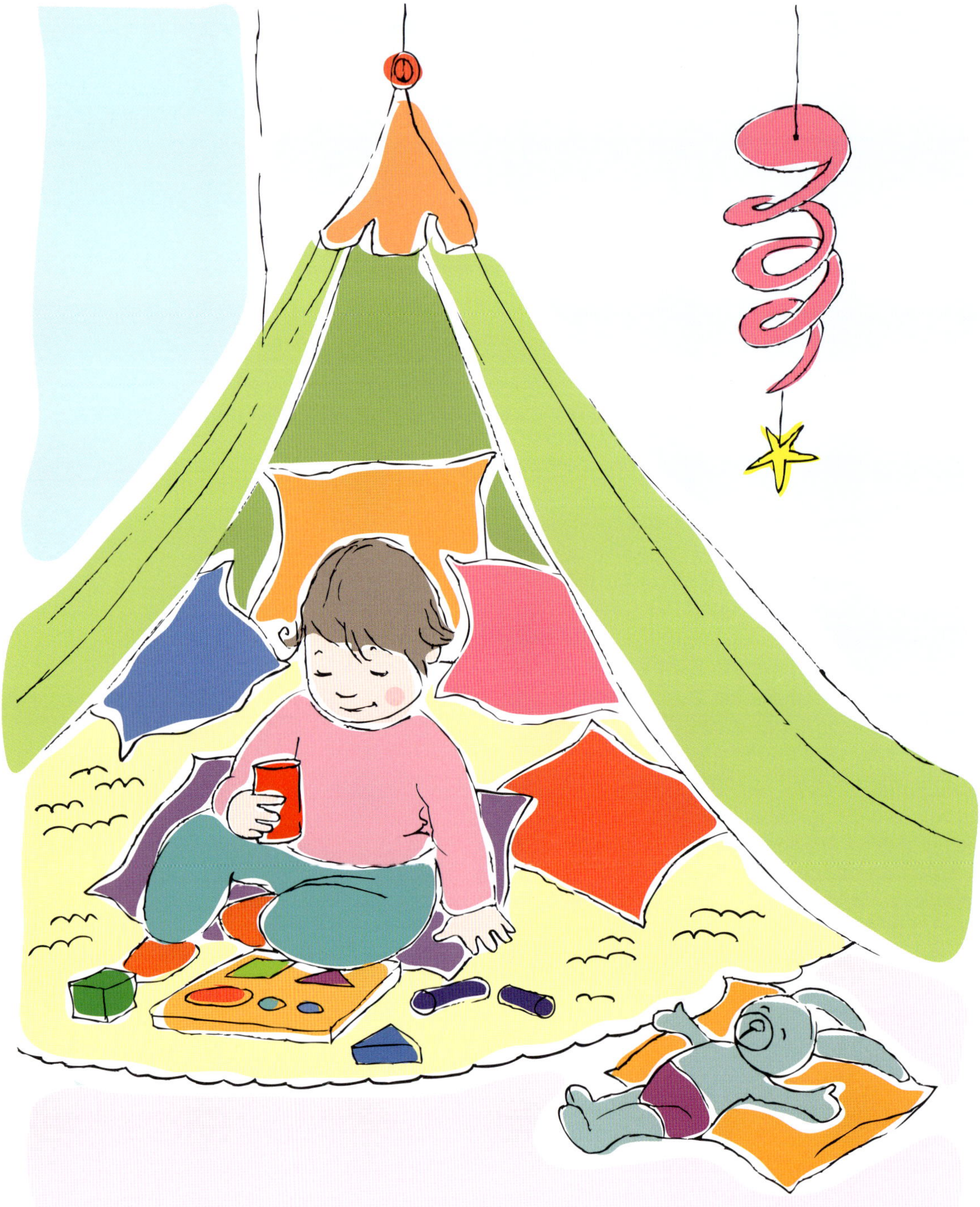

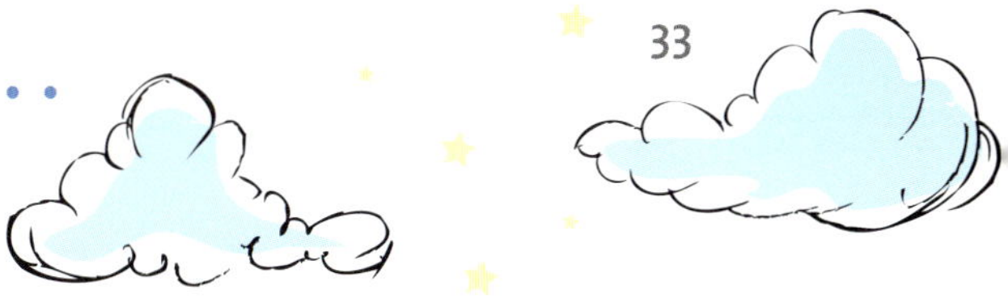

Seid leise!

Liedtext: Elke Schlösser
Musik: Ralf Kiwit

Um den Übergang vom aktiven Spielen, Essen und Zähneputzen zur ruhigen Mittagspause möglichst sanft zu gestalten, können Sie mit den Kindern ein Lied singen. Sorgen Sie für einen ruhigen und gemütlichen Platz, an dem sich alle Kinder bequem hinsetzen oder -legen können. Das kann eine Kuschelecke, ein Teppich mit Polstern oder ein Matratzenlager sein. Hier sollen die Kinder auch anschließend liegen bleiben dürfen, wenn sie möchten.

Material: Begleitinstrument (Gitarre, Ukulele, Glockenspiel)

Wenn alle Kinder sich versammelt haben, singen sie gemeinsam das Lied. Die Erzieherin begleitet den Gesang mit Gitarre, Ukulele oder einem Glockenspiel.

Beim ersten Mal singt sie das Lied langsam vor. Die Kinder hören zu und singen dann in der Wiederholung bereits mit. Sofern die Kinder sehr wach sind, ist es sinnvoll das Lied Zeile für Zeile vorzusingen und von den Kindern nachsingen zu lassen, bis sie den Text und die Melodie kennen.

Ist das Lied zu Ende gesungen, bedeutet das: Jetzt ist Ruhezeit! Die Kinder sollen möglichst nicht reden, sich alleine beschäftigen, sitzen, liegen, träumen, malen, Bücher anschauen. Vor allem, sollen sie Rücksicht auf die Kinder nehmen, die selbst ausruhen möchten.

Seid leise, seid leise

Seid leise, seid leise,
wir wollen uns ausruhn.
Am Morgen, am Morgen da gab's viel zu tun.
Singen, turnen, toben, hüpfen,
in die Puppenecke schlüpfen,
malen und das Frühstück machen,
spielen mit ganz vielen Sachen.

Seid leise, seid leise,
wir wollen uns ausruhn.
Am Morgen, am Morgen da gab's viel zu tun.

Geschichten hören, das war fein,
jetzt muss eine Pause sein.
Mittagessen ist vorbei,
ruhig wird es, 1, 2, 3.
Denn später, denn später,
da gibt's noch viel zu tun.

Hinweis: Variieren Sie die Lautstärke und singen Sie mal langsamer und mal schneller. Das erhöht die Aufmerksamkeit der Kinder.

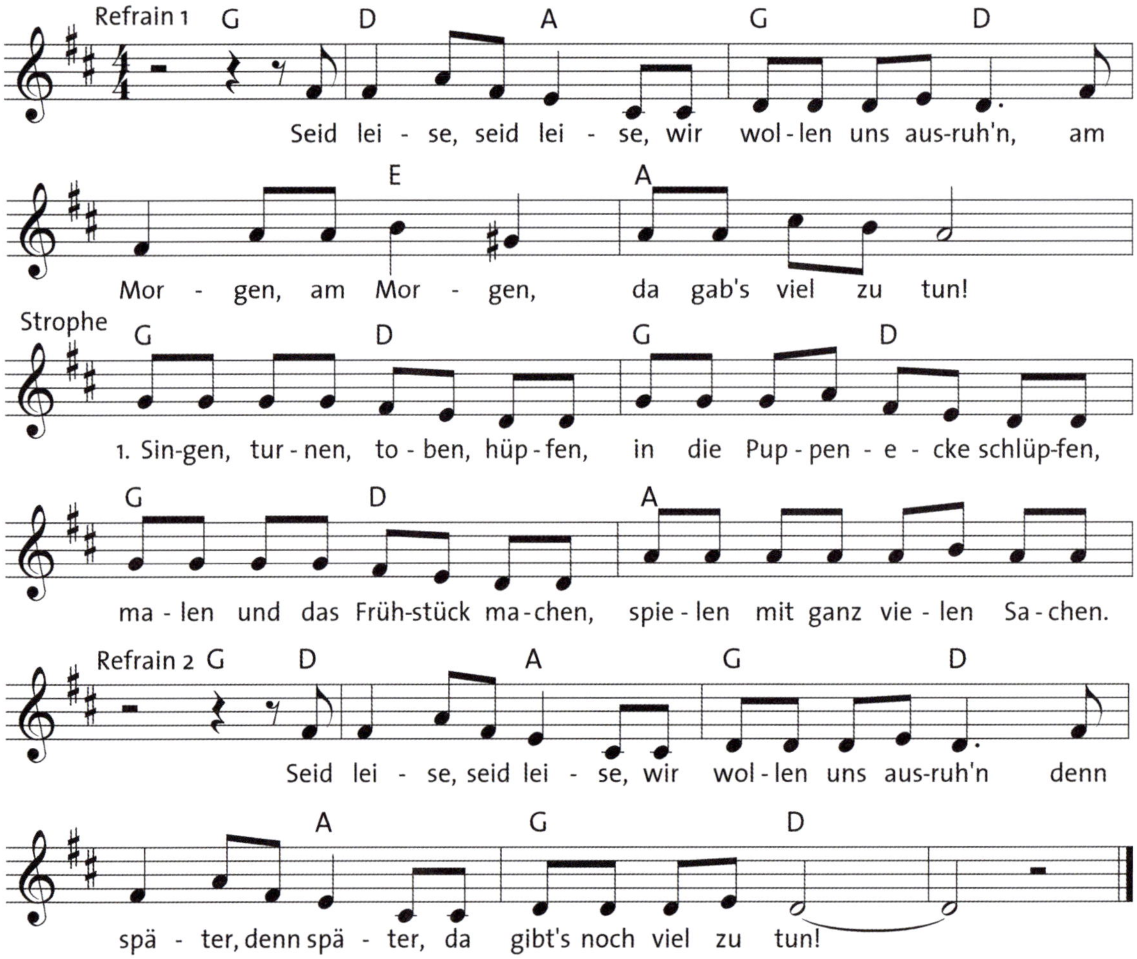

Sternenabend – für Regentage

Liedtext: Birgit Laux
Musik: Günter Geisinger

Dieses Lied ist kein direktes Einschlaflied. Es thematisiert den Sternenhimmel und die Wolken. Ideal ist es für einen Abend am Lagerfeuer beispielsweise beim Sommerfest, um die Wolken weg zu singen. Das Ende mit „Plitsche platsche" ist rhythmisch so schön, dass es als Ohrwurm hängen bleibt und die Kinder entspannt in die Ruhephase begleitet. So dient es als Einstimmung für eine Zeit, ohne angeleitetes Spiel, ohne Lärm und Aktion.

Vielleicht setzen sich ein paar Kinder mit einer Erzieherin zusammen und unterhalten sich darüber, ob sie schon einmal einen Sternenhimmel gesehen haben. Waren da auch Wolken davor? Wer mag, setzt sich hin und malt einen Sternenhimmel mit oder ohne Wolken.

Sternenabend

Sternenabend, Sternennacht,
oh schaut mal, welch schöne Pracht.
Doch einer will uns diese Nacht vermiesen,
plötzlich fängt es an zu gießen.
Wolken ohne Ende hier und dort,
oh bitte, bitte, blast die Wolken fort.
Kein Wind, kein Lüftchen, alles still,
da hilft auch kein: „Ich will, ich will."

Oh, ihr Wolken macht ein Guckloch auf,
wir wollen so gern die Sterne sehen.
Wir wollen noch nicht nach Hause gehen.
Könnt ihr bitte, bitte weiterziehen.
Wir singen dieses Lied für euch.
Oh, ihr Wolken macht den Himmel frei.
Kein Wind kein Lüftchen, alles still,
da hilft auch kein: „Ich will, ich will."

Plitsche platsche, plitsche platsch platsch ...

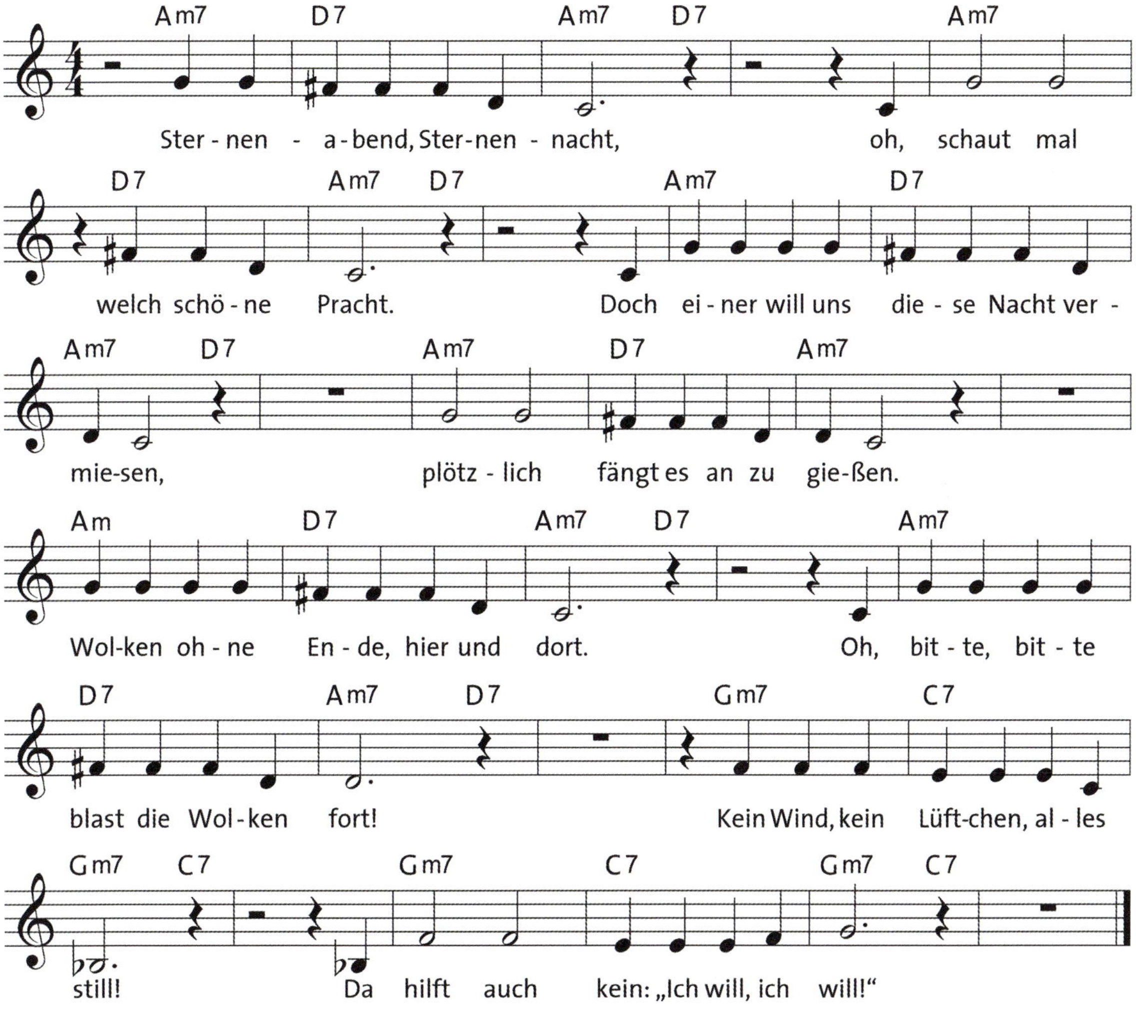

Suseladu

Liedtext & Musik: Elke Gulden, Bettina Scheer

Dieses Lied eignet sich als Abschluss der Ruhezeit.

Material: ggf. Rasseln

Nach Beendigung der Ruhezeit sitzen alle zusammen, z. B. im Kreis, und singen gemeinsam das Lied. Dazu machen sie die Geräusche, wie im Lied beschrieben, mit den Instrumenten nach. Interessant wird es, wenn die Lautstärke dabei variiert.

Suseladu

1. Susela, susela, suseladu,
flüstert der Wind den Bäumen zu.
Susela, susela, suseladu,
raschelt das Laub ganz leise dazu.
Suuuu sususu, susela, suseladu.

2. Susela, susela, suseldau,
singen wir alle dem Wind leise zu.
Susela, susela, suseladu,
spielen die Rasseln im Rhythmus dazu.
Suuuu sususu, susela, suseladu.

Hinweis: Als dritte Strophe können die Kinder vor Beginn der Ruhephase singen:

Susela, susela, suseladu,
flüstern die Bäume uns allen zu.
Susela, susela, suseladu,
wir wiegen im Wind uns und kommen zur Ruh'.
Suuuu sususu, susela, suseladu.

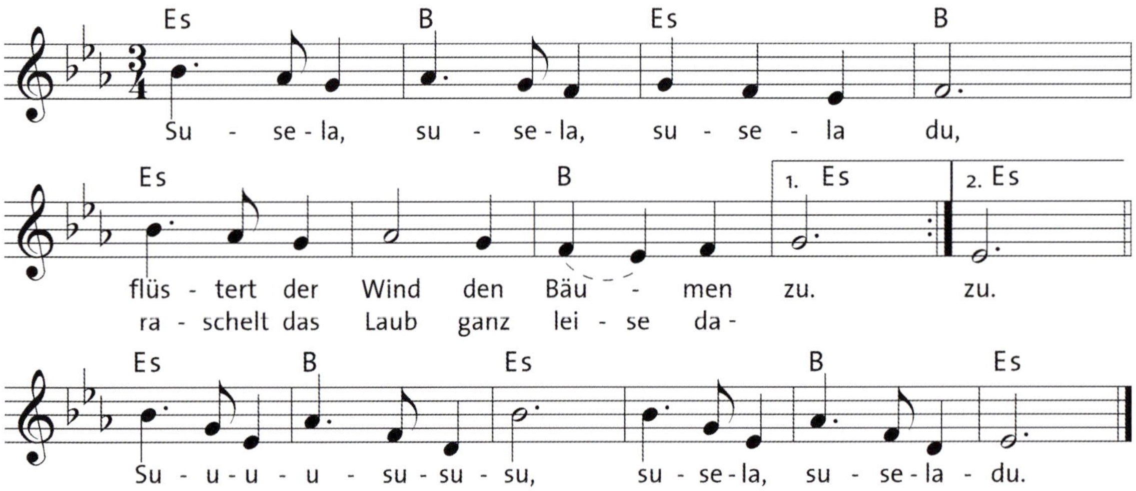

Komm, lass uns zusammen träumen

Die folgenden beiden Lieder bieten sich als gesungene Fantasiereisen an. Idealerweise werden sie von einer Erzieherin mit Gitarre, Ukulele oder einem Glockenspiel leise begleitet.

Die Erzieherin bittet die Kinder, gut zuzuhören und wenn möglich, die Augen zu schließen. Jeder bleibt ganz bei sich, d.h. die Hände gehen nicht zum Nachbarn, um ihn zu kitzeln oder zu streicheln, und die Füße ruhen entspannt.

Langsam singt sie eines der Lieder und lässt die Kinder dabei in die Traumwelt gleiten. Nach dem Singen dürfen die Kinder liegen bleiben oder aber leise aufstehen und sich selbst beschäftigen: Zum Beispiel Malen, was sie gerade geträumt haben.

Komm, lass uns zusammen träumen

Liedtext & Musik: Elke Gulden, Bettina Scheer

1. Komm, lass uns zusammen träumen,
komm und setz dich zu mir her.
Träum von bunten Blumenwiesen,
stell dir vor, wie schön sie sind,
stell dir vor, wie schön sie sind.

2. Komm, lass uns zusammen träumen,
komm und setz dich zu mir her.
Träum von bunten Seifenblasen,
stell dir vor, wie schön sie sind,
stell dir vor, wie schön sie sind.

3. Komm, lass uns zusammen träumen,
komm und setz dich zu mir her.
Träum von weichen, weißen Federn,
stell dir vor, wie schön sie sind,
stell dir vor, wie schön sie sind.

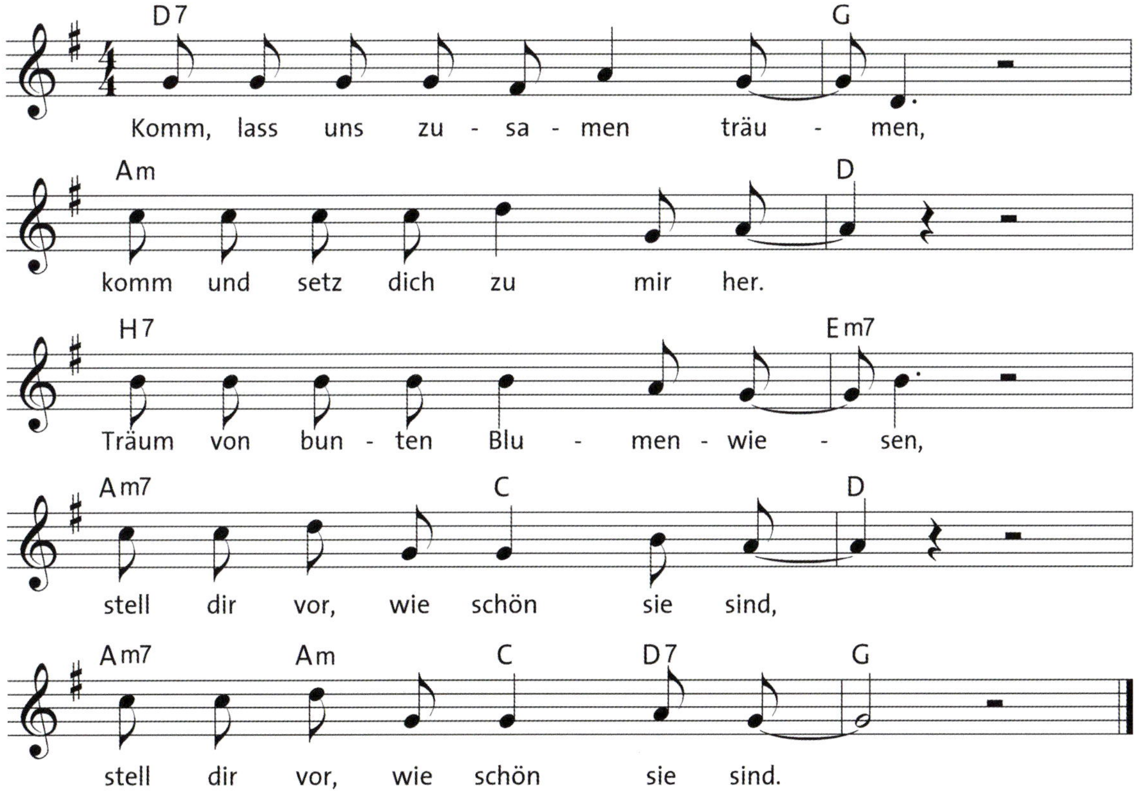

Ich schenk dir einen schönen Traum

Liedtext: Elke Gulden, Bettina Scheer
Musik: Ralf Kiwit

1. Ich schenk dir einen schönen Traum
in unserm Ruheraum.
Dort schreitest du durchs Märchenland
im Glitzerballgewand.

2. Ich schenk dir einen schönen Traum
in unserm Ruheraum.
Dort schwebst du mit den Seifenblasen
über grünen Rasen.

3. Ich schenk dir einen schönen Traum
in unserm Ruheraum.
Dort siehst du viele Sternschnuppen
auf schneebedeckten Kuppen.

4. Ich schenk dir einen schönen Traum
in unserm Ruheraum.
Dort reitest du auf einem Pferd
und bist ganz unbeschwert.

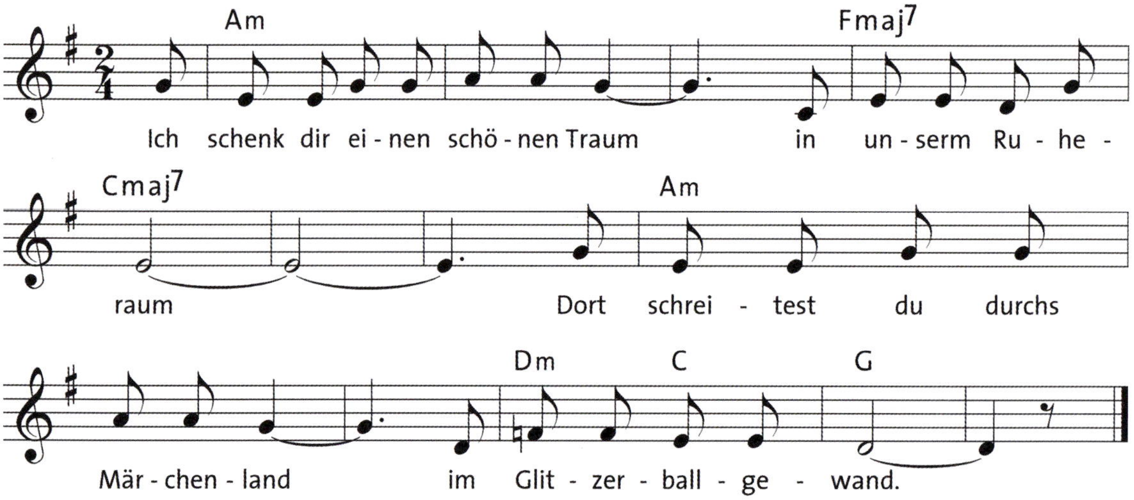

Dein Rücken soll ein Malblatt sein

Text: Annegret Frank
Musik: Ralf Kiwit

Bei einer sanften Massage lässt es sich wunderbar entspannen. Verpackt in eine kleine Geschichte, können sich die Kinder die Bewegungen gut vorstellen und leicht ausführen.

Es tun sich immer zwei Kinder zusammen. Eines liegt bequem auf einer Decke, einem Teppich oder einer Matratze. Das andere kniet sich daneben und führt die Massagebewegungen passend zum gesprochenen Text aus. Anschließend tauschen die Partner und führen die Massage noch einmal durch.

Die Erzieherin fängt an zu singen und die Massage beginnt:

Hinweis: Sie können den Text auch sprechen. Das ermöglicht Ihnen, zu variieren und auch zeitlich auf die Kinder einzugehen. Da können manche Bewegungen etwas länger dauern, manche etwas schneller fertig sein.

Dein Rücken soll ein Malblatt sein

Text:	**Bewegung:**
Dein Rücken soll ein Malblatt sein, drum lad' ich dich zum Malen ein.	Mit der flachen Hand über den Rücken streichen, um das Malblatt zu markieren.
Ich male dir jetzt ein Gesicht, und das ist rund, doch siehst du's nicht.	Mit einem Finger ein Gesicht „malen" – zunächst nur den Kreis für den Kopf.
Was spürst du jetzt? Es sind zwei Augen, die auch bei dir zum Sehen taugen.	Zwei kleine Kreise für Augen „malen".
Dein Mund kann viele Dinge machen, kann sprechen, singen und auch lachen.	Für einen Mund einen Halbreisbogen ziehen.
Auch deine Ohren, die sind wichtig, denn damit hörst du alles richtig.	Für die Ohren rechts und links an den Kopfkreis zwei Halbkreise „malen".
Zum Schluss sind dann die Haare dran, die haben Frauen, Kinder, Mann.	Die Haare sind z. B. viele einzelne Striche oder auch eine Frisur, wie zwei Zöpfe.
Alle sind anders, wie ihr wisst, drum bleib auch du so, wie du bist.	Zum Abschluss das „Malblatt" sanft ausstreichen, dann ist es wieder „leer".

Kleiner Schmusebär

Liedtext & Musik: Elke Gulden, Bettina Scheer

Das Lied ist ein schöner Anlass, um sich für einen Moment zusammenzusetzen oder zu kuscheln und zu entspannen.

Die Kinder sitzen oder liegen auf Matratzen bzw. Decken und halten ihr Stofftier oder ihre Puppe im Arm. Alle, die können, singen zusammen – aber leise und sanft! Statt Schmusebär können sie natürlich auch mal Schmusehund oder Schmusekatze singen, je nachdem, welche Schmusetiere und -puppen die Kinder besitzen.

Die Bewegungen deuten die Kinder an oder führen sie aus, soweit das im Liegen oder Sitzen geht: Sie wiegen sich hin und her, drehen sich zu beiden Seiten statt im Kreis.

Kleiner Schmusebär

1. Ich trag' dich hin, ich trag' dich her,
denn du bist mein kleiner Schmusebär.
Ich trag' dich hin, ich trag' dich her,
denn du bist mein kleiner Schmusebär.

Ich dreh' mich mit dir im Kreise,
singe laut und tanze leise.
Ich trag' dich hin, ich trag' dich her,
denn du bist mein kleiner Schmusebär.

2. Wir schaukeln hin, wir schaukeln her,
denn du bist mein kleiner Schmusebär.
Wir schaukeln hin, wir schaukeln her,
denn du bist mein kleiner Schmusebär.

Ich dreh' mich mit dir im Kreise,
wir schaukeln hin, wir schaukeln her,
denn du bist mein kleiner Schmusebär.

3. Wir tanzen hin, wir tanzen her,
denn du bist mein kleiner Schmusebär.
Wir tanzen hin, wir tanzen her,
denn du bist mein kleiner Schmusebär.

Ich dreh' mich mit dir im Kreise,
singe laut und tanze leise.
Ich trag' dich hin, ich trag' dich her,
denn du bist mein kleiner Schmusebär.
Wir tanzen hin, wir tanzen her,
denn du bist mein kleiner Schmusebär.

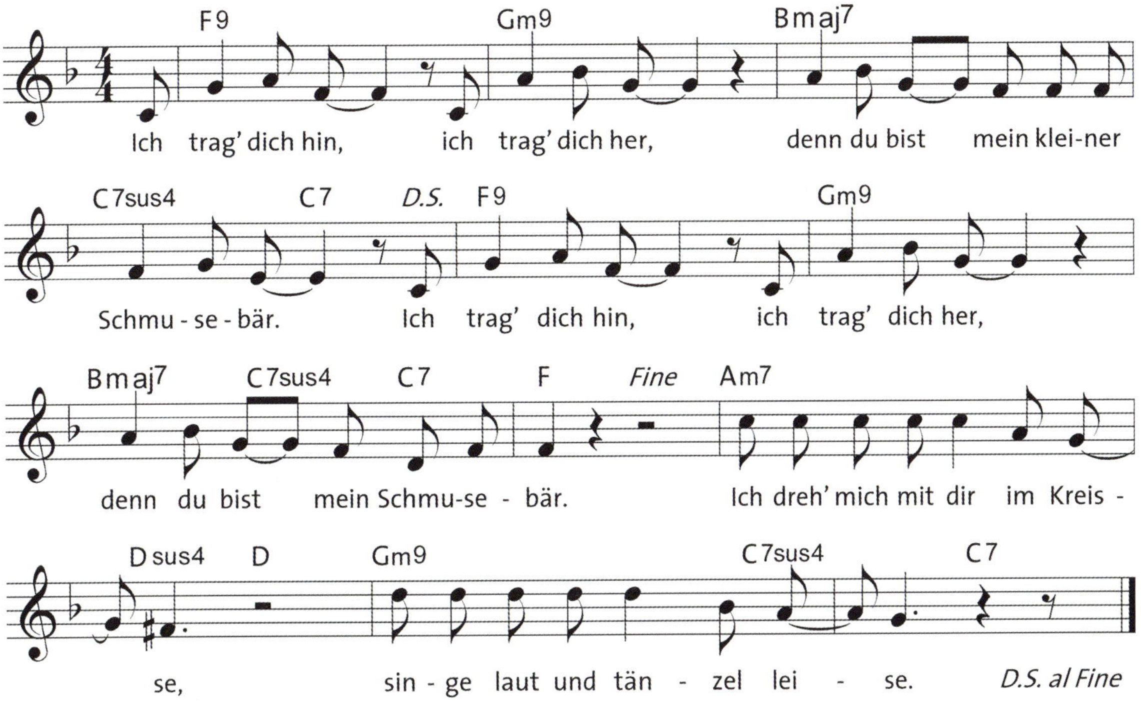
F9 Gm9 Bmaj7
Ich trag' dich hin, ich trag' dich her, denn du bist mein klei-ner
C7sus4 C7 D.S. F9 Gm9
Schmu - se - bär. Ich trag' dich hin, ich trag' dich her,
Bmaj7 C7sus4 C7 F Fine Am7
denn du bist mein Schmu-se - bär. Ich dreh' mich mit dir im Kreis -
Dsus4 D Gm9 C7sus4 C7
se, sin - ge laut und tän - zel lei - se. D.S. al Fine

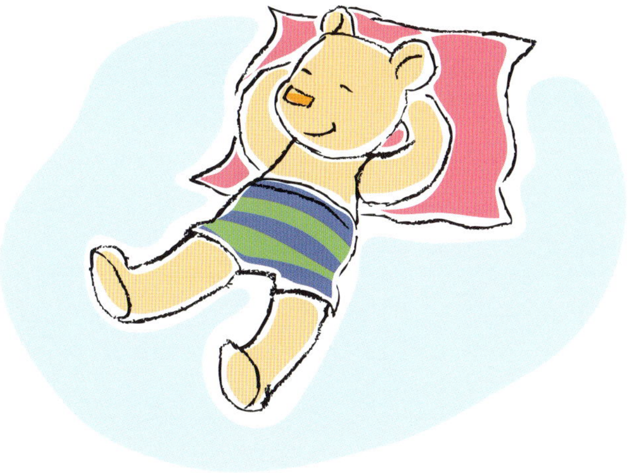

Der Riese Timpetu

Text: Annegret Frank
Musik: Ralf Kiwit

Bei dieser Massage haben die Kinder viel Spaß. Sie eignet sich gut für etwas ältere Kinder, die sich gerne ein wenig ausruhen möchten, aber nicht müde genug sind, um zu schlafen.

Die Kinder bilden Paare. Ein Kind legt sich bäuchlings hin, das andere kniet daneben und führt die Bewegungen aus. Anschließend wird getauscht und alles wiederholt.

Der Riese Timpetu

Text:	**Bewegung:**
Mit riesengroßen Schritten kommt Riese Timpetu ins kleine Zwergenhäuschen und knallt die Türe zu. Peng!	Mit Zeigefingern und Mittelfingern beider Hände über den Rücken „stampfen". Mit flacher Hand leicht auf den Rücken klatschen.
Die Zwerge laufen alle und sind total verschreckt. Sie haben sich in ihrer Not vor Timpetu versteckt.	Mit allen Fingern über den Rücken krabbeln. Die Hände in einer oder beiden Achselhöhlen verschwinden lassen (Achtung, das kitzelt!).
Er geht mit Riesenschritten durch's klitzekleine Haus, da komm'n mit Trippelschritten die Zwerge wieder raus.	Mit Zeigefingern und Mittelfingern beider Hände über den Rücken „stampfen". Mit allen Fingern über den Rücken krabbeln.
„Ich will euch nicht erschrecken", sagt Riese Timpetu. „Ich möchte' bloß mit euch spielen und lass euch dann in Ruh'.	Mit Zeigefingern und Mittelfingern beider Hände über den Rücken „stampfen". Beide Hände flach auf den Rücken legen, kurz liegen lassen und dabei leicht drücken.

Ein Igel auf Apfelsuche

Text: Annegret Frank
Musik: Ralf Kiwit

Die Geschichte vom Igel auf Apfelsuche bietet Kindern eine einfache Möglichkeit, sich gegenseitig mit dem Noppenball zu massieren und dabei zu entspannen.

Material: Noppenbälle (Igelbälle), Tennisbälle oder kleine Kiefernzapfen

Die Kinder bilden Paare. Je ein Kind legt sich bäuchlings hin, das andere Kind kniet daneben.

Passend zum Liedtext massiert das kniende Kind mit dem Igelball seinen Partner.

Igel auf Apfelsuche

Text:	**Bewegung:**
Ein Igel stieg durchs hohe Gras und wollte Äpfel suchen. Er lief mal hier, mal dort auch hin und suchte an den Buchen.	Ball von den Schultern zum Po und wieder rauf rollen. Im Zickzack von den Schultern bis zum Po und wieder rauf rollen.
Da fiel er einen Berg hinab, rollt runter wie ein Stein. Nun schleicht er um den Berg herum und irrt dort ganz allein.	Den Ball an einer Seite des liegenden Kindes bis zum Boden rollen. Den Körper des liegenden Kindes rundherum mit dem Ball umfahren.
Er stapft durch Blätter, schnuppert hier und schnüffelt auch mal dort. Doch Äpfel sieht er keine mehr, rennt immer wieder fort.	Weiter rundherum rollen ...
Auf einmal denkt der Igel: Stopp, hier war ich doch schon mal, denn ich erkenne ganz genau den dicken Gartenpfahl!	Der Ball sollte nun einmal um den Körper gerollt worden sein. Mit der Bewegung an einem beliebigen Punkt innehalten.
Er läuft den Berg ganz schnell hinauf, erkennt nun auch den Zaun, schlüpft unter ihm ganz fix hindurch und sieht den Apfelbaum.	Den Ball seitlich wieder auf den Rücken hinaufrollen. Kreuz und quer über den Rücken rollen ...
Jetzt läuft er wieder hin und her im Garten durch das Gras, frisst Äpfel bis er dick und rund ist wie ein großes Fass.	Mit dem Rollen aufhören, den Ball zur Seite legen und beide Hände für einen Moment auf den Rücken ablegen, dabei leicht drücken.

Ein Igel auf Apfelsuche - Kreativ

Kinder, die nach der Igelmassage nicht liegen bleiben wollen oder gar nicht mitmachen, haben vielleicht Lust, sich kreativ zu beschäftigen. Sie können frei zur Igelgeschichte malen oder einen Igel basteln.

Material: Knete, Sonnenblumenkerne, Unterlage (Maltischdecke oder Tischsets)

Wer einen Igel basteln will, setzt sich an den Basteltisch und nimmt sich Knete.

Aus der Knete formen die Kinder einen Körper mit Kopf, also eine Art Birnenform, die liegend am „Bauch" flach gedrückt wird.

Die Sonnenblumenkerne werden die Stacheln des Igels. Sie müssen Stück für Stück in die Knete gedrückt werden. Dabei sollen die Kinder darauf achten, die dicke, runde Seite nach unten zu drücken, damit oben die Spitze herausschaut.

Für die Augen und die Nase können die Kinder andersfarbige Knetkügelchen formen und aufdrücken.

Hinweis: Fertigen Sie Modelle an – eines ohne Stacheln und eines mit Stacheln. Daran können sich die Kinder orientieren und müssen nicht während der gesamten Beschäftigung begleitet werden.

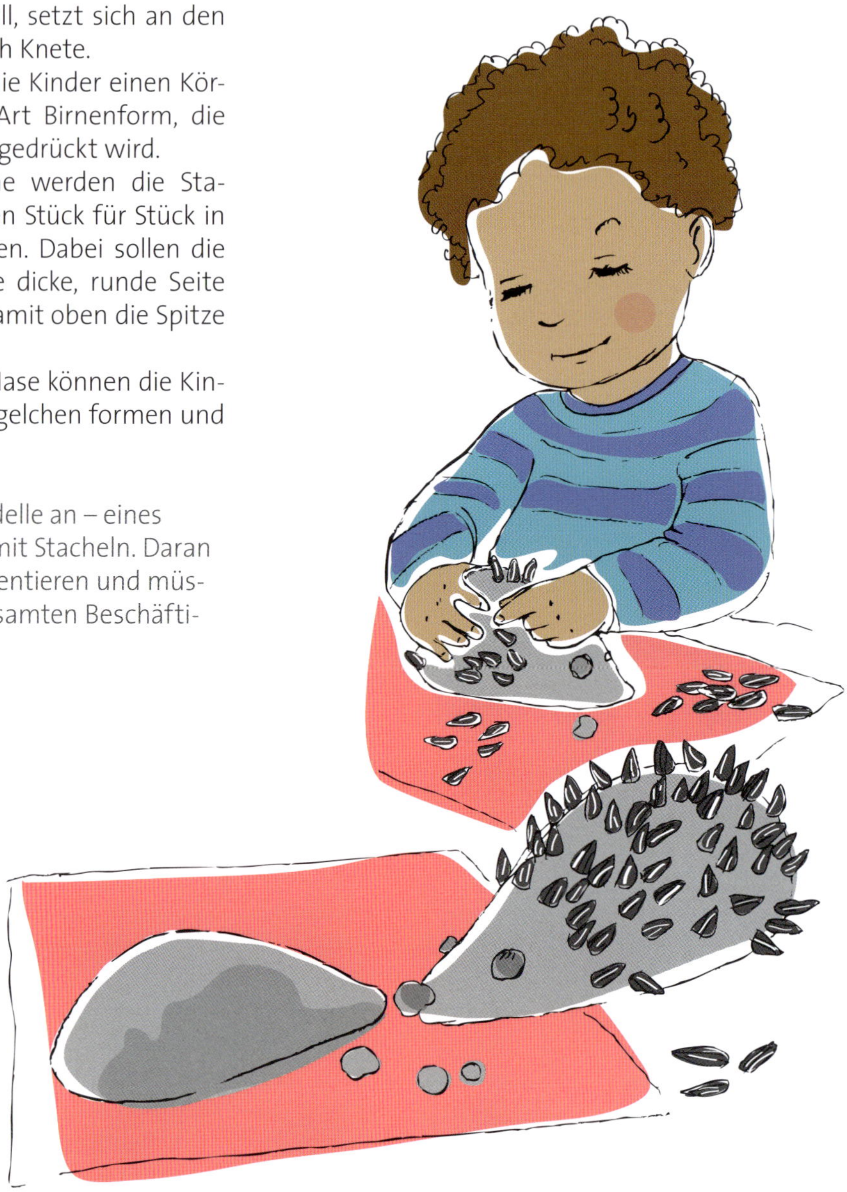

Handspiel

Oft sind es ganz einfache Dinge, die uns faszinieren und beruhigen. Auch der eigene Körper bietet sich an, ihn genau zu betrachten und dabei zu entspannen.

Die Kinder liegen auf einer Decke, Matte oder einem weichen Teppich. Die Erzieherin legt sich dazu und streckt eine Hand nach oben. Sie streckt die Finger nach oben, auseinander, zusammen. Dann knickt sie die Hand ab und macht sie wieder auf. So spielt sie mit der Hand, betrachtet dabei die Funktionen, Bewegungen und Veränderungen.

Die Kinder, die möchten, machen es nach und schauen auf ihre eigene Hand. Manche sehen vielleicht nur zu und betrachten die Hände der anderen.

Schwieriger ist es, die Finger nacheinander zu spreizen, erst den Daumen wegspreizen und die übrigen Finger fest zusammenhalten, nun den Zeigefinger gemeinsam mit dem Daumen abspreizen, die übrigen Finger bleiben beieinander, usw.

Die Beweglichkeit der Finger kann noch weiter erprobt werden:

- *Wer kann mit dem Daumen zur Spitze des Zeigefingers, dann zum Mittelfinger, zum Ringfinger, zum kleinen Finger und zurück wandern?*

- *Wie ist es, wenn du durch die Schlitze zwischen den eng aneinander liegenden Fingern hindurchsiehst? Das geht gut, wenn du die Hand vor eine Lichtquelle (Fenster, Lampe) hältst.*

Hinweis: Besonders schön ist es, wenn das Kind draußen auf einer Wiese liegt und durch die Hand den Himmel oder Blätter von Bäumen sehen kann. Das geht, wenn Sie eine Ruhepause beim Spaziergang machen oder im ruhigen Garten der Kita.

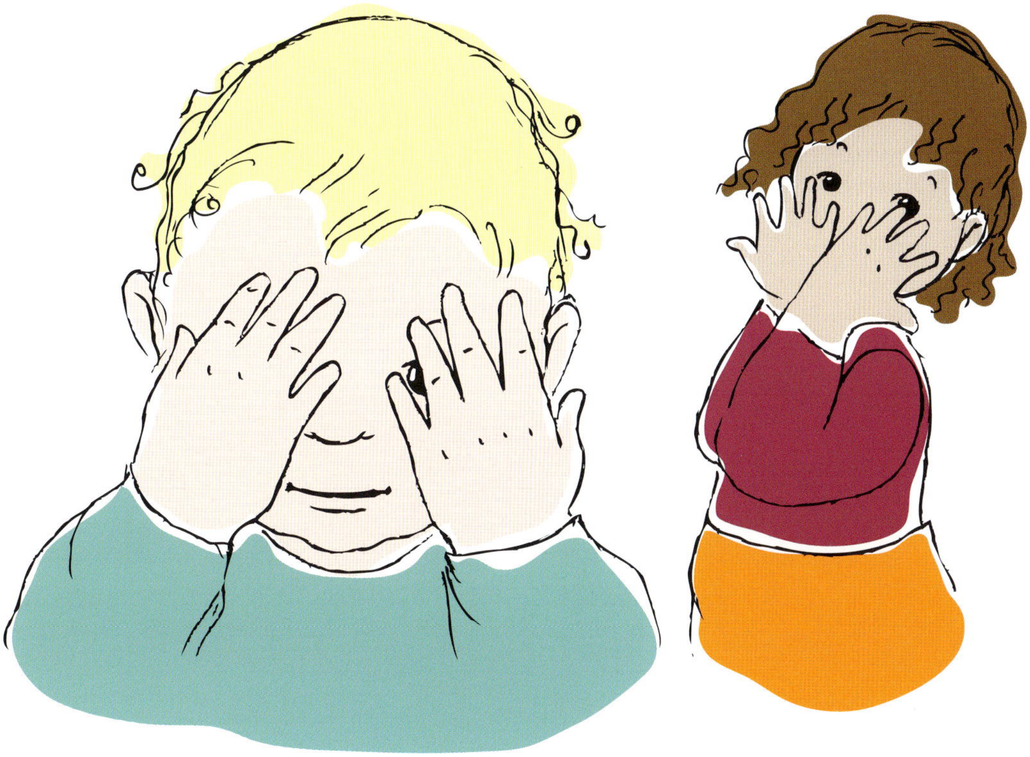

Sonnenwärme

Wie bei der Rückenmassage *„Ein Igel auf Apfelsuche"* steht auch hier der Igelball im Mittelpunkt, diesmal als Sonne. Die Kinder, die mitmachen möchten, beschäftigen sich allerdings diesmal selbst mit dem Ball. Einmal angeleitet, können sie dies nach Bedarf jederzeit wiederholen.

Material: Igelbälle (ideal sind etwas kleinere, gelbe Igelbälle), evtl. Steine, gelbe Farbe, Pinsel

Die Kinder sitzen oder liegen gemütlich und entspannt.

Die Erzieherin erzählt von der kleinen Sonne, deren Strahlen noch nicht so richtig wärmen. Erst wenn die Sonne in den Händen gehalten und sanft gedrückt und gerollt wird, kann sie ihre Wärme richtig entfalten. Jedes Kind bekommt so ein „Sonnenkind" und hält es behutsam in beiden Händen.

Der Igelball wird nun zwischen zwei Händen leicht gedrückt und gerollt, über die Finger, die Hand, den Arm, und schließlich wieder in den Händen gehalten. Die Kinder merken, wie ihre Hände wärmer werden. Auch die „Sonne" ist nun wärmer.

Die „Sonne" kann über den eigenen Körper wandern, um ihn zu wärmen und schließlich, wenn das Kind warm genug ist, legt sich die Sonne selbst schlafen.

Hinweis: Suchen Sie bei einem Ausflug mit den Kindern möglichst runde, handgroße Steine. Malen Sie zusammen Sonnen darauf und benutzen Sie die Sonnensteine statt der Igelbälle für die Hand- und Körpermassage.

Leichter und damit ungefährlicher als Steine sind Kastanien, die sich ebenfalls in den Händen erwärmen und sich außerdem schön glatt und weich anfühlen.

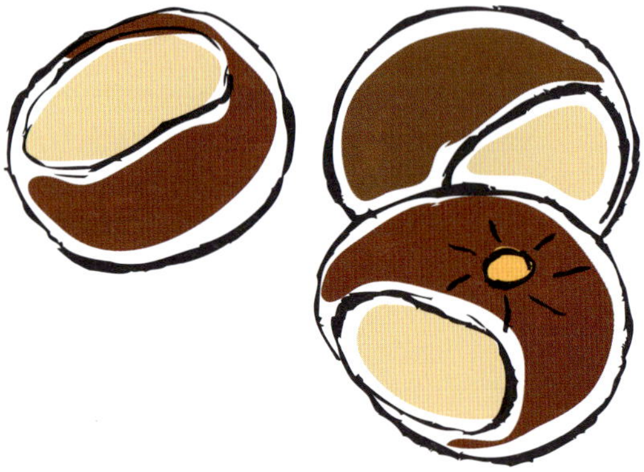

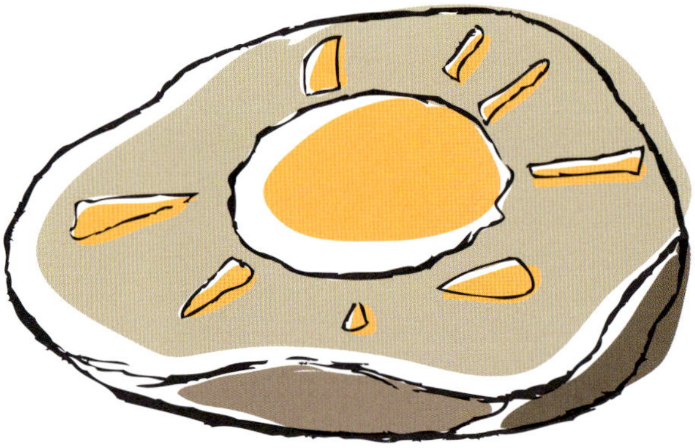

Ermüdendes Sortieren

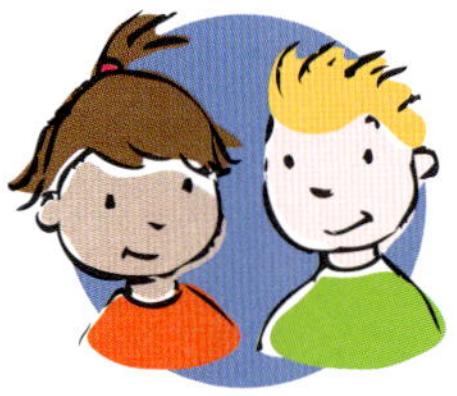

Ordnung machen ist eine sehr entspannende Tätigkeit – wenn man müde ist, ganz besonders.

Material: 6 große Joghurtbecher (500g), Papier, Filzstifte, Klebestift, transparente Folie, Schere, Material, wie kleine Holzstäbe verschiedener Länge oder Farben, Muggelsteine (ab ca. 2 Jahren geeignet), Stoffe in geometrischen Formen und verschiedenen Farben, Tücher ...

Vorbereitung:
Für ein Sortierspiel werden mindestens sechs Teile jeder Farbe oder Form benötigt (also z. B. sechs grüne Holzteile, sechs Kugeln, sechs gelbe Blumen aus Filz).

Die sauberen Joghurtbecher beschriften. Dafür jeweils einen Streifen Papier zuschneiden, je eine Form, ein Material oder eine Farbe aufmalen und das Papier mit Klebestift auf die Joghurtbecher kleben. Anschließend mit etwas Folie überziehen.

So geht das Spiel:
Ein Kind liegt oder sitzt auf einem Teppich oder einer Matratze. Es schüttet die Teile aus den Behältern heraus und sortieren die Teile wieder in die Becher ein. Natürlich kann es die Teile auch auslegen und betrachten.

Variante:
Fotografieren Sie die Materialien und kleben Sie diese Bilder auf die Joghurtbecher.

Hinweise: Vielfältiger wird es, wenn es z. B. sechs Formen gibt (Kugel, Quader, flaches Quadrat, Zylinder, Tuch, Dreieck) und davon jeweils sechs Farben. Die Becher werden auf einer Seite mit den entsprechenden Farben beschriftet und auf der gegenüberliegenden Seite mit den Formen. Nun können die Kinder entweder nach Formen sortieren oder nach Farben – sie müssen sich entscheiden. Oder geht es auch gemischt?

Je weicher und geschmeidiger das Material ist, desto sinnlicher ist das Erlebnis. Das Schmeicheln des weichen Stoffes führt in eine Traumwelt hinüber.

Sortier-Spiel

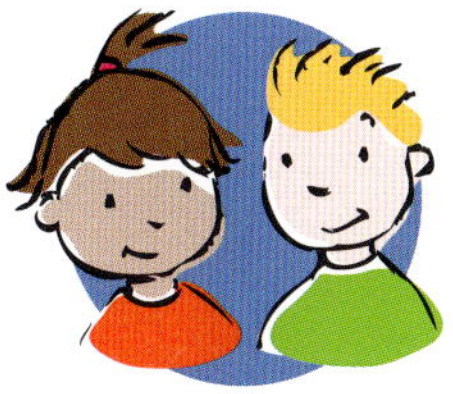

Dieses selbstgemachte Sortier-Spiel kann die Erzieherin beim ersten Mal begleiten. Dann schaffen die Kinder es allein und lieben die Wiederholung.

Material: Pappe oder Sperrholzplatte (ca. 30 x 30 cm), Schleifpapier (ca. 120), Bleistift, Acrylfarben, Pinsel, Marker, 12 Papp- oder Sperrholzquadrate (ca. 6 x 6 cm), Beutel oder Schachtel

Vorbereitung:
Die Pappe oder das Sperrholz rundherum abschleifen, damit alle Kanten weich sind.
Das Raster für die Karten auf die Platte übertragen.

Mit Bleistift die Motive auf die Platte und die Quadrate zeichnen, z. B.

- Nachthimmel (dunkelblau mit Stern, Mond, Sternschnuppe)
- Schlafende Tiere im Heu oder auf einer Wiese
- Wolkenschafe im blauen Himmel
- Tiere im Wald

Die Motive mit Acrylfarben sorgfältig ausmalen. Um die Konturen noch klarer zu verdeutlichen, können sie mit einem schwarzen Marker nachgezeichnet werden. Zur Aufbewahrung die Kärtchen in eine Schachtel oder einen Beutel legen.

So geht das Spiel:
Eine Karte aus dem Beutel oder der Schachtel ziehen und den Bildern zuordnen. Auf das Raster daneben legen.

Hinweis: Sie können das Spielfeld beliebig erweitern. Statt der Karten eignen sich auch kleine Spielzeuge, die dann passend in die Bilder eingebaut werden müssen.

Tücherträume

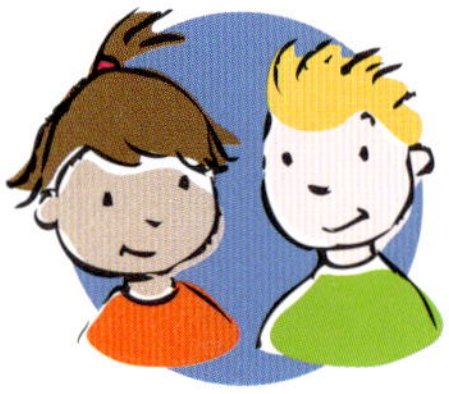

Tücher, möglichst dünn und durchscheinend, fühlen sich weich und geschmeidig an. Sie sehen schön aus und regen die Fantasie an.

Material: Beutel, kleine Chiffontücher in verschiedenen Farben

Die Tücher stehen zur freien Beschäftigung zur Verfügung. Damit die Kinder sie kennenlernen, können sie beim Kuscheln in der Ruhezeit von der Erzieherin hervorgeholt und vorgestellt werden.

Was können die Kinder alles damit machen?

- Ein Tuch aus dem Beutel ziehen und genau befühlen und betrachten.
- Das Tuch durch die Hände und die Finger gleiten lassen.
- Das Tuch auf das Gesicht legen und hindurchsehen, es wegpusten.
- Ein zweites Tuch herausholen und durch beide Tücher sehen.
- Sich mit einem Tuch streicheln.
- …

Klettbilder legen

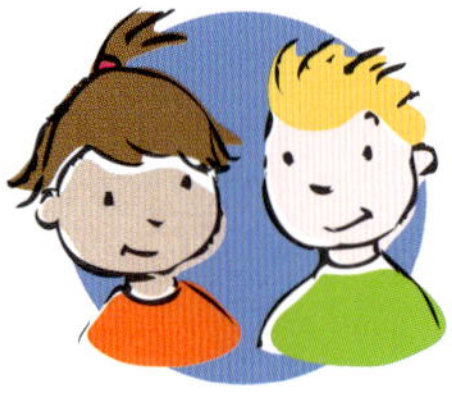

Dieses Zuordnungsspiel ist lehrreich, macht Spaß und entspannt zugleich. Aus weichem Filz hergestellt, fühlt es sich außerdem angenehm an.

Material: Filz (2 x heller Farbton in DIN A4 oder 1 x aber sehr dick, Stücke ca. 10 x 20 cm in 9 verschiedenen Farben), Alleskleber, Bleistift, Marker, Lineal, scharfe Schere, Nähmaschine oder Nähnadel, Nähgarn, Klettband (nicht selbstklebend), Watte

Vorbereitung:
Aus den bunten Filzstücken jeweils zweifach geometrische Formen ausschneiden.

Die Formen gleichmäßig auf die helle Unterlage verteilen und die Umrisse mit Bleistift übertragen. Die Linien mit Marker und Lineal nachziehen.

In jedes der Felder ein Stück Klettband nähen. Hier soll es das raue Stück sein.

Handelt es sich um dünnen Filz, wird er mit Klebstoff eingestrichen, auf das zweite Stück hellen Filz gelegt und rundherum zusammengenäht. Mit der Nähmaschine am besten im Zickzack, von Hand mit einem Schlingenstich, der jeweils außen um die Kante geschlungen wird. Dicken Filz können Sie so verwenden.

An jeweils eines der geometrischen Teile ein kleines Stück Klettverschluss annähen (vom weichen Teil).

So geht das Spiel:
Möchte ein Kind sich in der Ruhezeit mit dem Material beschäftigen, nimmt es sich das Filzstück mit den geometrischen Formen und ordnet diese den Umrissen zu.

Hinweis: Fertigen Sie mehrere verschiedene Filzspiele dieser Art an und heften Sie sie in einem Ordner ab oder legen Sie alle in eine Schachtel. Statt der geometrischen Formen können Sie z. B. Sonne, Mond und Sterne oder Tiere als Motive anfertigen.

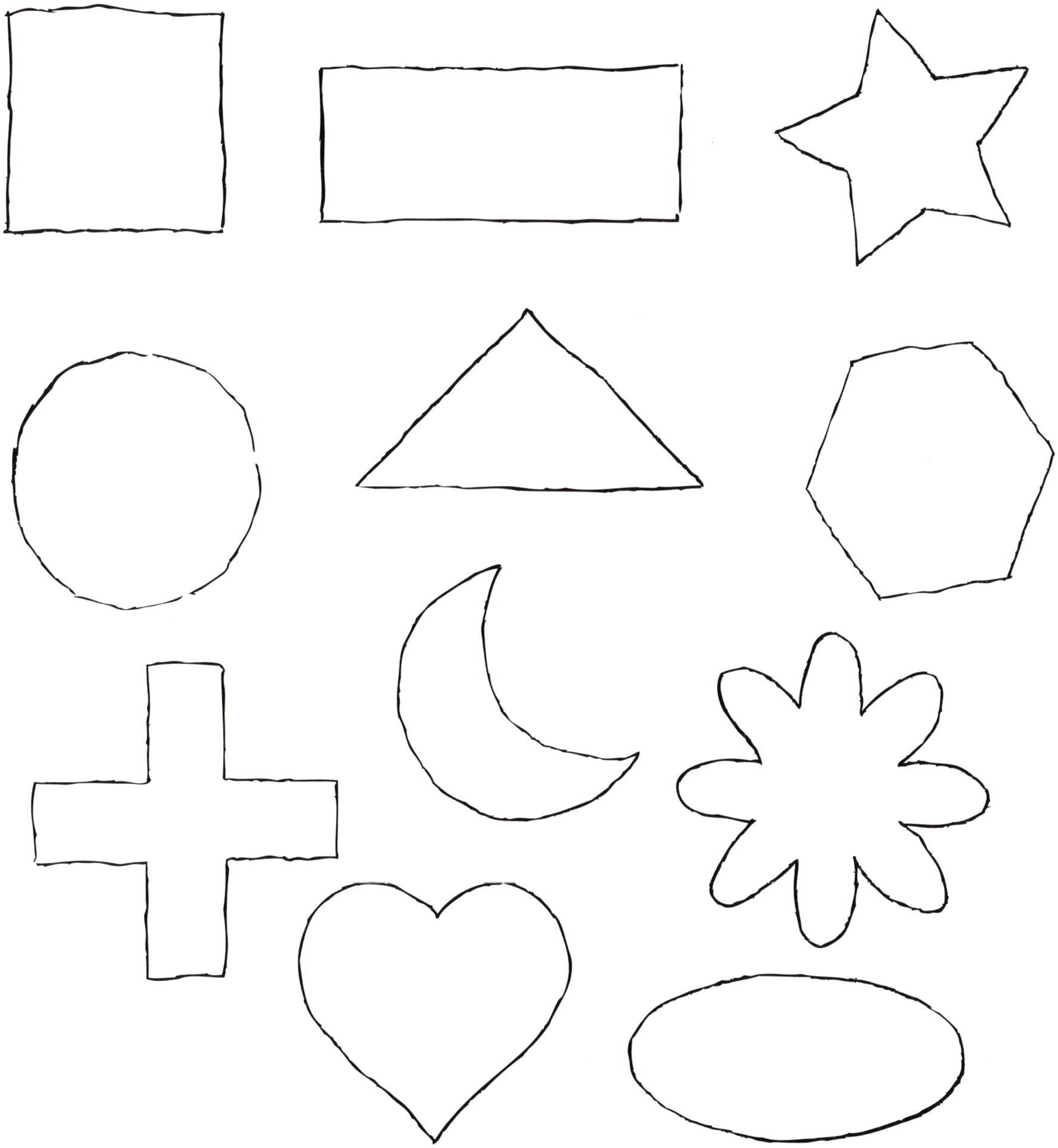

Fädeltiere

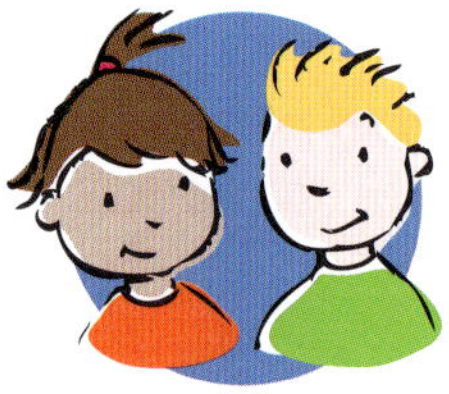

Sich mit den Händen zu beschäftigen und die eigene Geschicklichkeit dabei zu trainieren macht Spaß und wirkt, wegen der Konzentration auf die Sache, auch entspannend. Dieses Fädelspiel verspricht den Kleinkindern außerdem garantierte Erfolgserlebnisse.

Sie können die erforderlichen Fädeltiere leicht selbst herstellen.

Material: Moosgummi (verschiedene Farben), Schere, Locher, Schnürsenkel

Vorbereitung:
Auf die Moosgummiplatten Umrisse von Tieren aufzeichnen, die möglichst leicht zu erkennen sind. Die Formen sorgfältig ausschneiden. Rundherum Löcher einstanzen. Dabei aufpassen, dass nicht aus Versehen ein Loch zu dicht an ein anderes gerät.

Zu jeder Form ein farblich passendes Schuhband auswählen und durch ein oder zwei Löcher fädeln, damit es nicht verloren geht.

So geht das Spiel:
Nun sind die Kinder gefragt: Wer mag, nimmt sich ein Fädeltier mit auf seinen Ruheplatz und versucht, die Schnur durch die Löcher zu fädeln. Geschickte Kinder können auch noch Knoten oder sogar Schleifen damit üben.

Hinweis: Tierumrisse finden Sie im Küchenschrank! Große Backförmchen nehmen und die Formen übertragen.

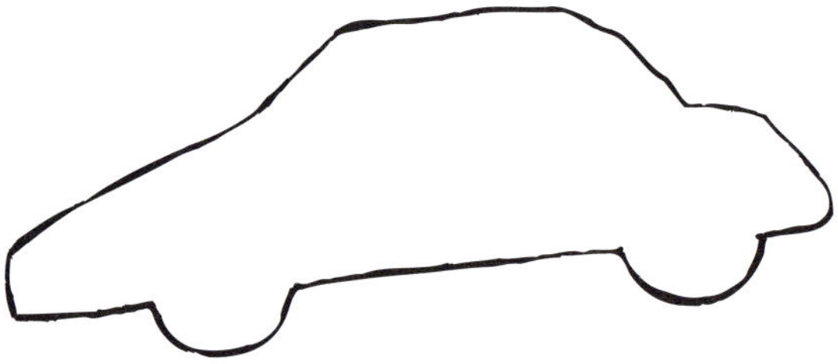

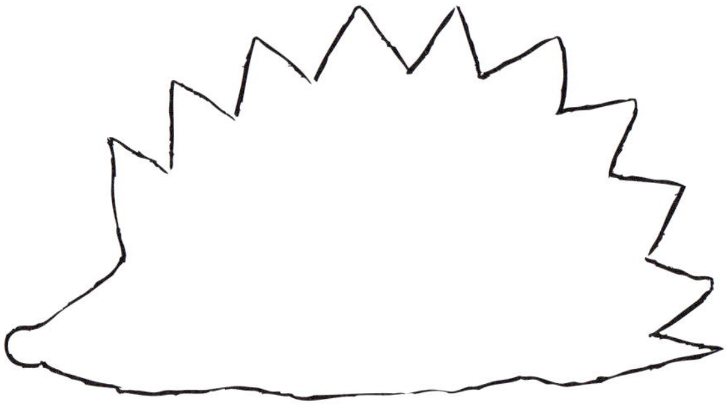

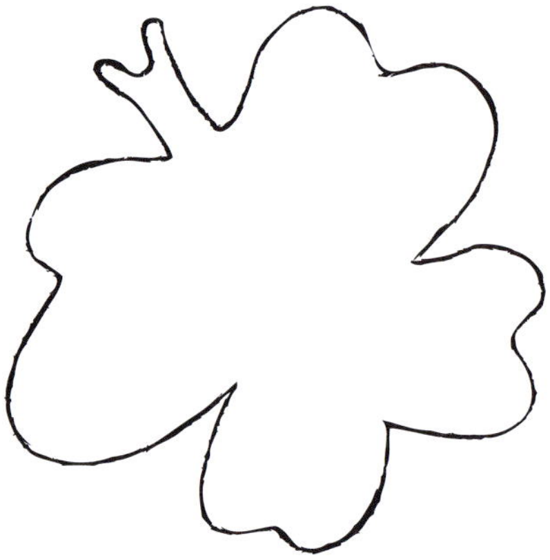

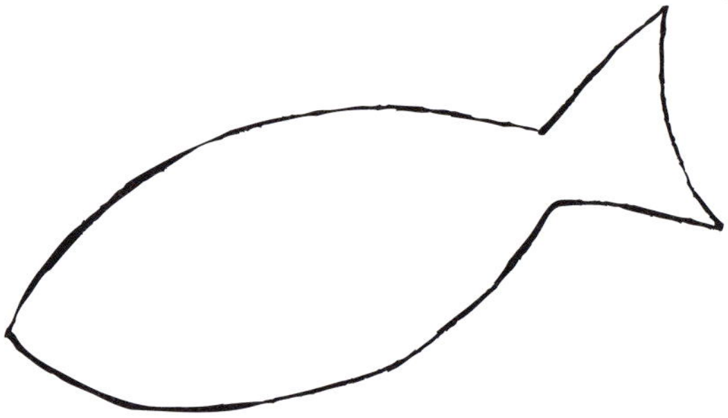

Knopf durchs Loch

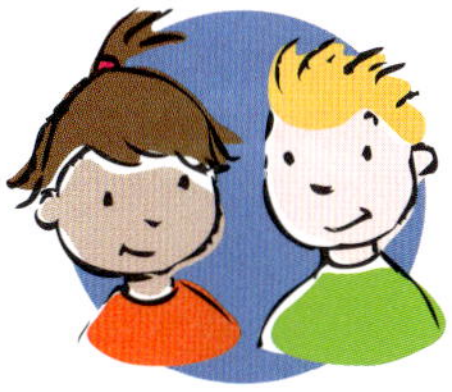

Bei diesem Fädelspiel können schon Kinder ab ca. eineinhalb Jahren ihr Geschick und ihre Geduld trainieren. Das Auffädeln der Filzteile auf ein Band macht Spaß und erfordert Konzentration. Diese Übung kann Kindern helfen, zur Ruhe zu kommen, indem sie sich ganz auf ihr Tun konzentrieren, ohne abgelenkt zu sein und zu kommunizieren.

Material: Filz (dick), scharfe Schere, Cutter, Band (z. B. Schrägband, Geschenkband ca. 2–3 cm breit und 30–40 cm lang), 2 Knöpfe (1 passender zum Auffädeln, ein großer als Stopp am Ende), Nähgarn zum Annähen der Knöpfe, Schachtel oder Beutel

Vorbereitung:
Sterne, Quadrate und Kreise aus Filz ausschneiden (ca. 5 x 5 cm oder 5 cm Durchmesser), mittig mit dem Cutter jeweils einen Schlitz schneiden (so breit wie das Band), durch den der kleinere Knopf genau durchpasst.

Den kleinen Knopf an das eine Ende des Bandes nähen. Dabei, falls nötig, die Endkante des Bandes umnähen, damit sie nicht ausfranst. Den großen Knopf ans andere Ende nähen und auch dort die Kante versäubern, falls notwendig.

Einen Beutel oder eine kleine Schachtel als Aufbewahrungsort verwenden. Evtl. aufmalen, was darin ist oder ein Foto vom Spiel machen und aufkleben.

So geht das Spiel:
Die Erzieherin stellt den Kindern das Spiel, z. B. im Morgenkreis oder Abschlusskreis, vor und bietet es in der Ruhezeit zur freien Verfügung an. Das macht das Kind mit dem Fädelband: Es nimmt sich ein Band und einige Filzteile. Es drückt den Knopf an einem Ende des Bandes durch den Schlitz eines Filzteiles, schiebt oder zieht das Teil etwas nach unten und nimmt sich ein weiteres Filzstück. Nach einer Weile hat es eine richtige Filzteilekette. Am Schluss muss es die Teile wieder vom Band herunterziehen.

Holzstäbe-Legespiel

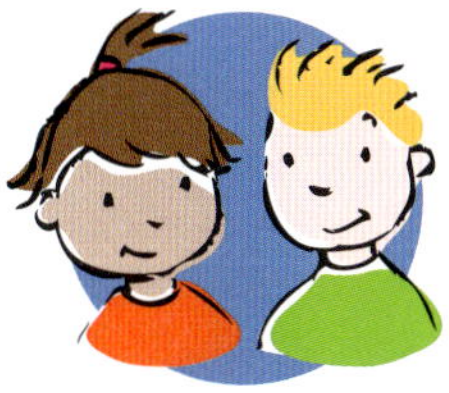

Ein einfaches Lege- und Konstruktionsmaterial eignet sich gut für eine stille Beschäftigung alleine oder zu zweit. Es kann am Tisch oder auf dem Boden gespielt werden.

Material: mind. 20 Holzspatel (ca. 10–15 cm lang), Klettpunkte (selbstklebend, entsprechend der Menge der Holzspatel), Acrylfarben, Pinsel, Wasserbecher, Lumpen, Schachtel oder Korb

Vorbereitung:
Die Holzspatel nach Wunsch mit Acrylfarben bemalen. Ideal sind die Grundfarben rot, blau und gelb.

Nach dem Trocknen, die Klebepunkte an den beiden Enden der Spatel, aber auf einer Seite (also Vorder- oder Rückseite) befestigen. An das eine Ende den weichen Filz-Klettpunkt, an das andere Ende das Gegenstück kleben.

Zur Aufbewahrung der Holzteile eignet sich eine Schachtel oder ein Korb.

So geht das Spiel:
Zum Spielen nehmen sich die Kinder einige oder alle Spatel heraus und verbinden sie mithilfe der Klettpunkte zu interessanten Formen und Gebilden.

Hinweis: Sammeln Sie die Holzstiele von Eis. Gerade die Großpackungen aus dem Supermarkt haben einheitliche Stiele, die zwar recht kurz sind, sich aber trotzdem gut für solch ein Spiel eignen. Ggf. müssen Sie die Klettpunkte dann halbieren oder vierteln, damit sie passen.

Bilderwürfel

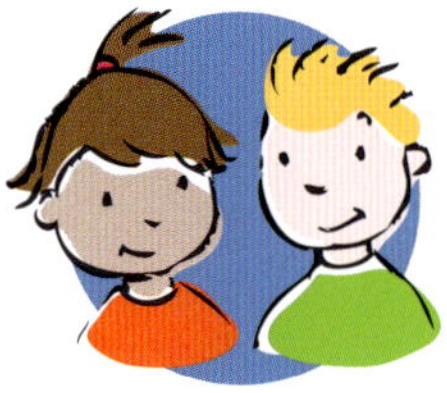

Statt in Bilderbüchern können die Kinder sich Bilder auch auf Würfeln ansehen. Dies bietet sich als stille Beschäftigung an, bei der das Kind mithilfe der optischen Eindrücke ein bisschen träumen kann.

Material: dicker Karton, Bleistift, Lineal, Schneidunterlage, Cutter, Bilder (z. B. Fotos der Kinder, Landschaften, Tiere, ausgedruckt), Klebstift, Weißleim, transparente Folie (selbstklebend), Schere

Vorbereitung:
Mit Bleistift und Lineal ein Wüfelschema auf die Pappe zeichnen (siehe Abbildung unten).
Die Linien, die gefaltet werden sollen (Falze) mit der Rückseite des Cutters oder einer Schere entlang eines Lineals leicht einritzen oder eindrücken. So lassen sie sich später besser falten.
Den Würfelumriss sorgfältig ausschneiden. Dicke Pappe lässt sich einfach schneiden, wenn Sie sie nur leicht aufdrücken, aber mehrmals über die gleiche Stelle fahren. So schneiden Sie Schicht für Schicht der Pappe durch und verhindern, abzurutschen oder Kurven zu schneiden.

Die Bilder etwas kleiner als die Würfelfelder zuschneiden: Etwa 5mm Rand rundherum freilassen. Mit Klebstift auf den Würfel kleben.

Aus der Folie sechs Quadrate ausschneiden, die genau auf die Würfelfelder passen und aufkleben. Durch den freigelassenen Rand bei den Bildern, klebt die Folie nun auch auf dem Würfel und hält gut fest.

Den Würfel zusammenfalten und die Klebelaschen mit Alleskleber einstreichen. Einen kurzen Moment antrocknen lassen und zusammenkleben.

So geht das Spiel:
Das Kind nimmt den Würfel und sieht sich die Bilder an. Es kann den Würfel rollen lassen und sich dann zum Bild eine Geschichte ausdenken oder einfach davon träumen, wozu die Bilder auf dem Würfel anregen.

Hinweise: Sie können auch die Kanten des Würfels mit Folie überziehen. Oft hält die Folie aber auf den Kanten eher schlecht. Am besten fertigen Sie einen Probewürfel an und testen aus, wie es mit Ihrem Material am besten funktioniert.

Fertigen Sie mehrere Würfel an, die verschiedene Themen abdecken (Tag und Nacht, Märchen, Tierwelten, Dinosaurier ...)

Die Würfel eignen sich gut, um gemeinsam Geschichten zu erfinden oder sich Spiele damit auszudenken.

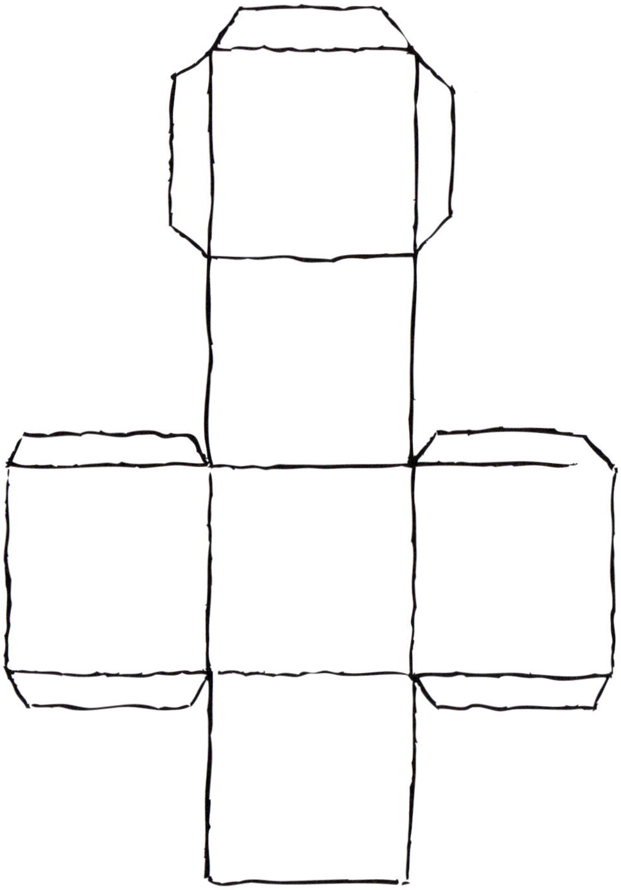

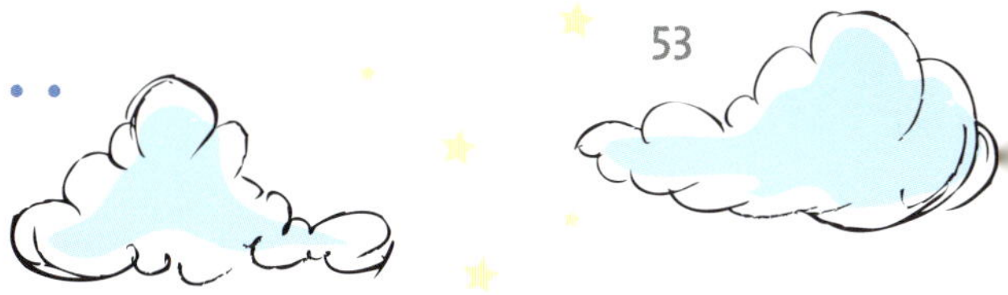

Bilder legen

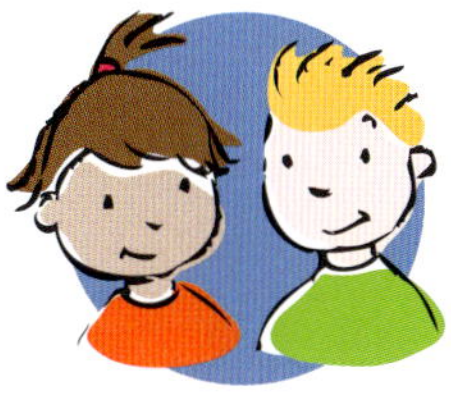

Statt Bilder zu malen oder nur zu betrachten, können die Kinder sie auch auslegen. Dabei entstehen Geschichten im Kopf, die später erzählt werden können.

Material: Große Filzmatte (blau, braun oder grün, ca. DIN A3), Filz (etwas dickere Qualität, verschiedene Farben), alternativ Stoff, Papier, Schere, Bleistift, Filzstift, Beutel

Vorbereitung:
Auf das Papier Formen und Figuren skizzieren. Als Vorlage können kleine Holzfiguren, Backförmchen und Bilder dienen.

Gebraucht werden z.B. männliche und weibliche, erwachsene und kindliche Figuren, Bäume, Häuser, Blumen, Tiere, Autos, Wolken, Sterne, Sonne.

Die Skizzen mit Filzstift auf den Filz oder Stoff übertragen und ausschneiden. Die Filzmatte einrollen und mit den Formen in einem Beutel aufbewahren.

So geht das Spiel:
Das Kind nimmt sich den Beutel mit den Formen und sucht sich aus, was es brauchen kann. Es legt daraus ganz nach Belieben ein Bild auf die Filzmatte. Das geht auch im Liegen recht gut und entspannt.

Hinweis: Wenn Ihnen diese Art von Formen und Figuren zu schablonenhaft ist, können Sie sie mit den Kindern auch mehr ausgestalten. Figuren bekommen Gesichter, Kleider, Haare ...

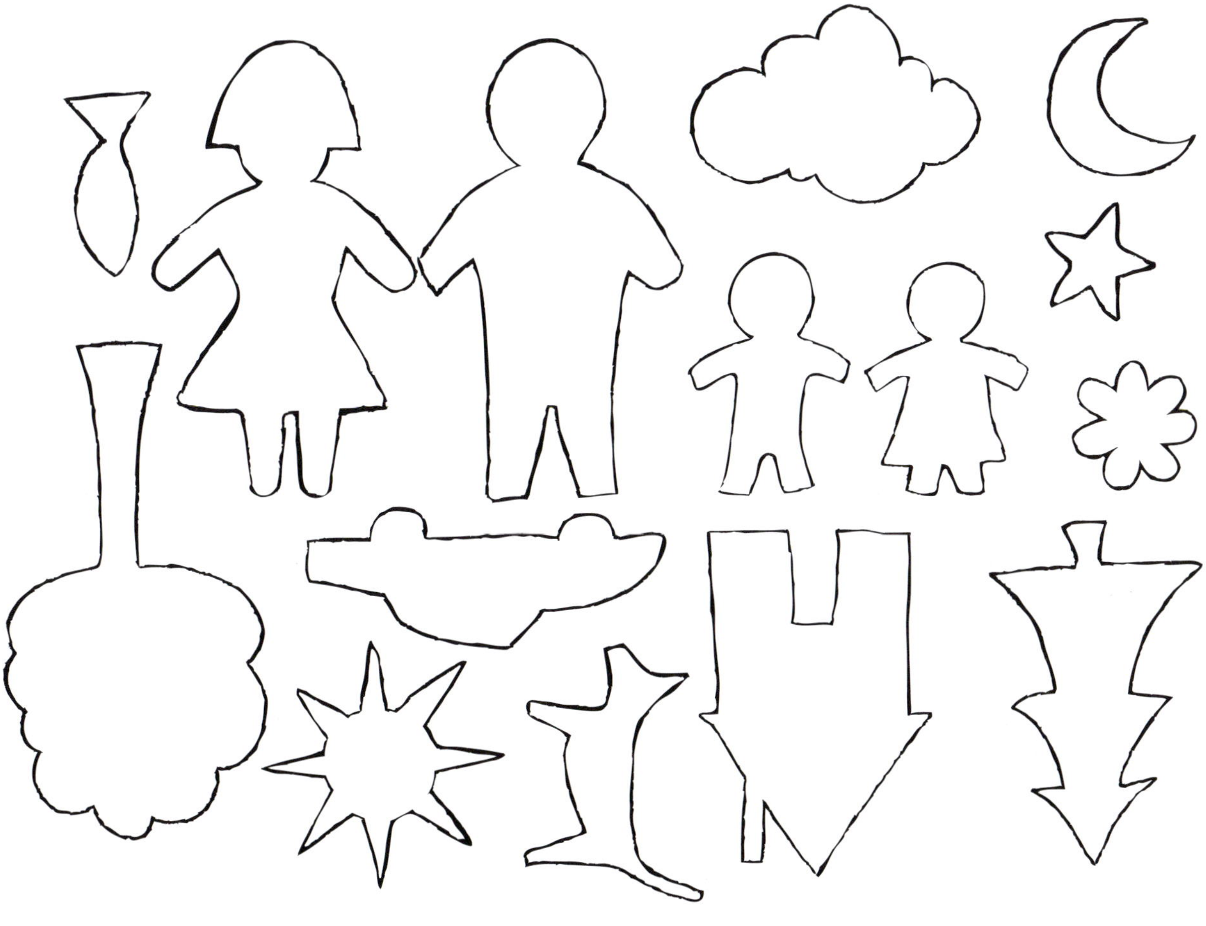

Weitermalen, weiterzeichnen

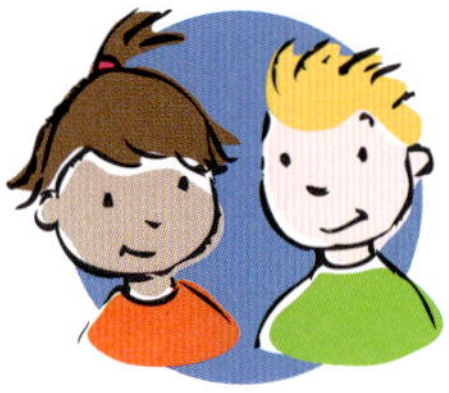

Wer Entspannung sucht, hat nicht immer gleich Ideen, was er machen will. Beim Zeichnen und Malen helfen Themenvorschläge oder Bildanfänge.

Material: Illustrationen aus Büchern oder dem Internet, Bleistift, Transparentpapier, Kopierer, schwarze Stifte, Kopiervorlagen im Anhang, Buntstifte

Vorbereitung:
Einige Illustrationen aussuchen oder selbst Motive entwerfen. Ideal sind „offene Motive“, die Raum für eigene Ideen lassen. Z. B.:

- ein (süßes) Monster, das sein Maul weit aufreißt
- ein Luftballon mit langer Schnur daran
- ein Kind in Badehose

Die Bilder mithilfe von Transparentpapier durchpausen oder gleich auf weißes Papier zeichnen. Anschließend mit schwarzem Stift nachzeichnen.
Die Vorlagen beliebig oft kopieren.

So geht das Spiel:
Die Kinder nehmen sich während der Ruhezeit eine Kopie und zeichnen selbstständig weiter. Vielleicht entwerfen einige Kinder auch neue Vorlagen, die für alle anderen kopiert werden können.

Hinweis: Statt einzelne Vorlagen zu kopieren, können Sie ein paar Motive auf Pappe übertragen und laminieren. Dazu erhalten die Kinder einen Folienstift (Whiteboardstift) und einen Lumpen, beides am besten mit Schnur am Bild befestigt. Nun können sie das Motiv weiterzeichnen und anschließend wieder wegwischen. Nutzen Sie alternativ die Kopiervorlagen im Anhang S. 81 + 82.

Farbenfolie

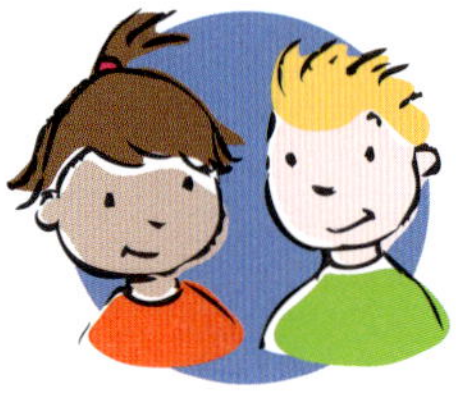

Es ist sehr entspannend, Muster anzusehen. Wenn ein Kind selbst diese Muster verändern kann, macht es Spaß und es konzentriert sich automatisch noch mehr darauf, was passiert. Folien mit Farbe zum Kneten und Verändern lassen sich leicht selbst herstellen.

Material: Klarsichthüllen (zum Abheften), starkes Klebeband (Panzertape), flüssige Farben (z. B. Fingerfarben), etwas Babyöl, EL

Vorbereitung:
Am besten jeweils nur höchstens zwei Farben auswählen, die in eine Folie kommen sollen. Da sie sich mit der Zeit mischen, entsteht irgendwann eine Farbe.

2–3 Esslöffel Farbe in die Folie geben.
2–3 Esslöffel Öl in die Folie geben.

Die Folienenden mehrmals umknicken und mit Klebeband fest verschließen. Dabei möglichst die Luft herausstreichen.

So geht das Spiel:
Die Kinder können die Hülle flach hinlegen und darauf herumdrücken. Die Farbe verteilt sich, bewegt sich und sieht interessant aus. Die Kinder können sie auch ans Fenster halten und hindurchsehen. Durch das Öl bleiben freie Stellen und die Farbe wird noch mehr marmoriert.

Hinweise: Wenn Kinder bei der Herstellung der Folienbeutel helfen sollen, ist es sinnvoll, nur je zwei Kinder auszuwählen. Denn Sie müssen konzentriert und sauber arbeiten, um die Farbe in die Tüten zu bekommen. Wer es noch sicherer mag, kann die Folienhülle auch mit Heißkleber zukleben und zusätzlich umknicken und mit Klebeband fixieren.

Schneekugeln und magische Flaschen

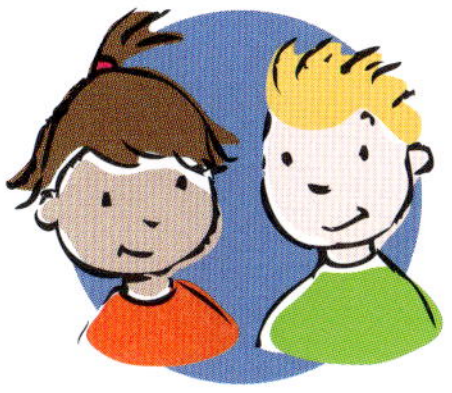

Zusehen, wie Schnee fällt oder wie Glitzer langsam in einer Flüssigkeit herabsinkt, kann entspannen und zum Träumen anregen.

Material: Schraubgläser, kleine Schraubflaschen (bis 0,5 Liter), kleine Plastikfiguren, Streumaterial (Perlen, Kunstschnee, Glitter) oder alte Schnellhefter bzw. Trennblätter aus Plastik, Locher, Schere, Klebeband (z. B. Isolierband), Heißkleber, Alleskleber, Babyöl oder Glyzerin

Vorbereitung:
Die Flaschen und Deckel müssen sauber und trocken sein, bevor sie befüllt werden. Alle Aufkleber entfernen. Falls im Deckel eine Pappschicht ist, diese herausziehen.

Eine Figur mit Heißkleber im Deckel befestigen. Wer eine magische Flasche herstellen will, lässt die Figur weg.

Das Glas bis etwa 1 cm unter dem Rand mit destilliertem Wasser befüllen und einige Tropfen Babyöl oder Glyzerin hineingeben. Das Öl sorgt dafür, dass die Teilchen später langsamer durch das Wasser nach unten sinken.

Nun den Glitzer oder Kunstschnee ins Glas geben. Wer sich den „Schnee“ selbst machen will, kann Plastikfolie zerschneiden oder mit dem Locher kleine Kreise stanzen.

Den Deckel auf das Glas schrauben und nun testen, ob der Schnee langsam genug sinkt. Falls nicht, noch etwas mehr Öl oder Glycerin hineingeben.

Stimmt alles, etwas Alleskleber in den Rand des Deckels streichen und ihn fest verschließen. Zur Sicherheit noch ein Klebeband rundherumwickeln oder den Rand mit Heißkleber versiegeln.

So geht das Spiel:
Die Schneekugeln und magische Flaschen dürfen in der Ruhezeit einzeln aus dem Regal genommen werden. Das Kind sieht dem „Treiben“ in der Flasche oder dem Glas zu und entspannt dabei. Vielleicht träumt es sich in die Schneekugel hinein und erlebt dort spannende Abenteuer, die es später den anderen Erzählen kann.

Hinweis: Wer keine Plastikfigur für die Schneekugel nehmen will, kann z. B. kleine Steine hineinkleben. Aus mehreren Steinen kann ein Turm oder eine Schneckenform entstehen.

Kinder haben große Freude daran, selbst solche Schneekugeln und magischen Flaschen herzustellen. Wenn ein paar davon in der Kita bleiben, kann sich jeder, der mag, zum Ausruhen eine aussuchen und betrachten.

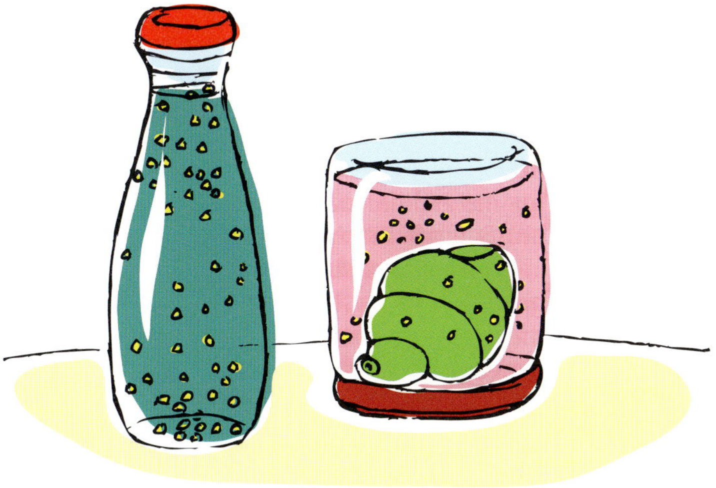

Sandball zum Kneten

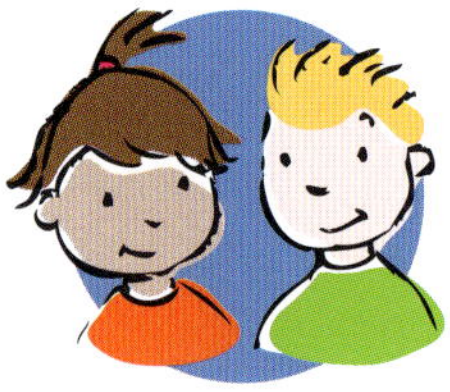

Einen weichen Ball in der Hand zu drücken und zu kneten, kann sehr beruhigend wirken. Sie können selbst solche Bälle herstellen und Kindern ab etwa drei Jahren zur Verfügung stellen. Achten Sie darauf, dass sie nicht in den Mund genommen werden. Auch das Werfen ist in der Ruhezeit nicht erlaubt!

Material: Luftballons (normale runde), Sand (aus dem Sandkasten), Trichter, evtl. Kinderstrumpf oder Nylonsocke

Vorbereitung:
Sand in einen Luftballon füllen, bis nichts mehr hineingeht. Den Ballon fest verknoten.

Einen zweiten Luftballon über den ersten stülpen. Dafür das "Mundstück" abschneiden, sodass eine größere Öffnung entsteht. So über den ersten Ballon ziehen, dass dessen Ende unter dem zweiten Ballon verschwindet. Evtl. noch einen dritten Ballon darüber ziehen.

So geht das Spiel:
Ein Kind nimmt sich einen der Knetbälle und legt sich gemütlich hin. Nun kann es den Ball zwischen beiden Händen oder in einer Hand formen, drücken und rollen. Das entspannt die Hände aber auch den Geist und beruhigt zugleich.

Hinweis: Wenn Ihnen die Luftballonoberfläche unangenehm ist (ungesund), können Sie kleine Kindersocken oder Nylonfüßlinge darüber ziehen. Die Enden knapp über dem Ball abschneiden und die Hülle mit ein paar Stichen zunähen.

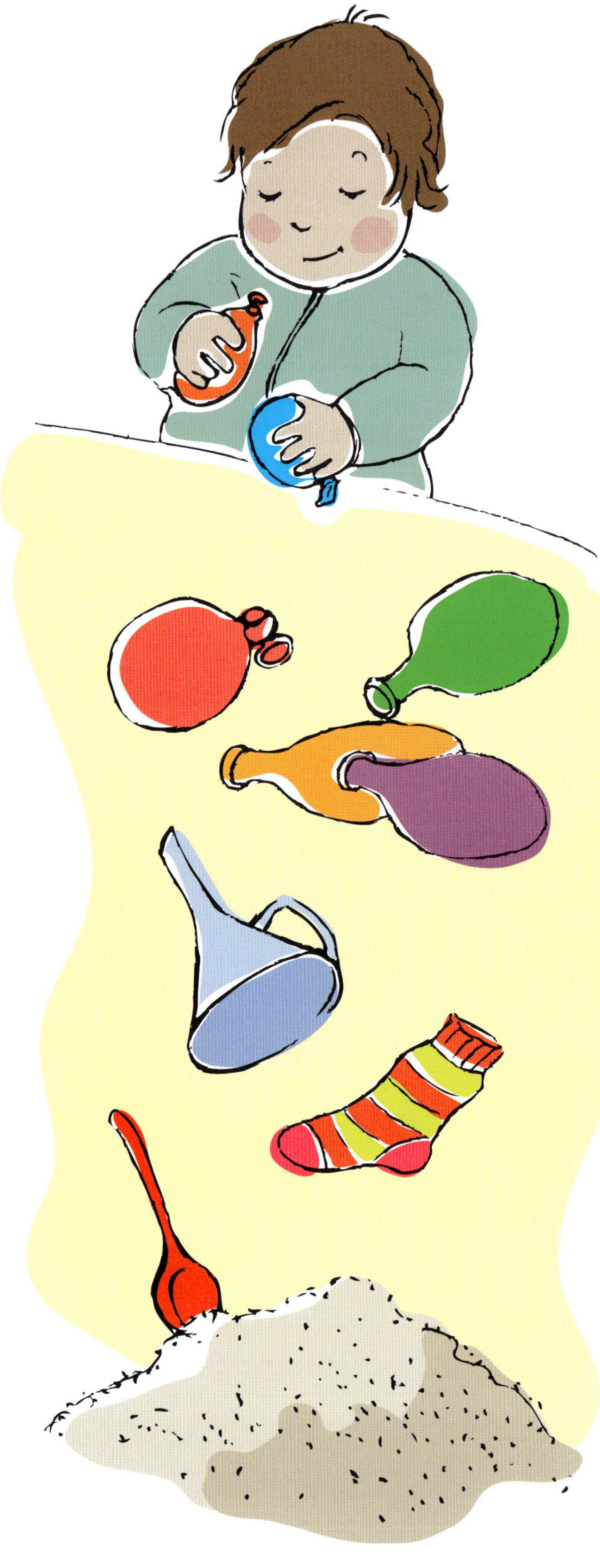

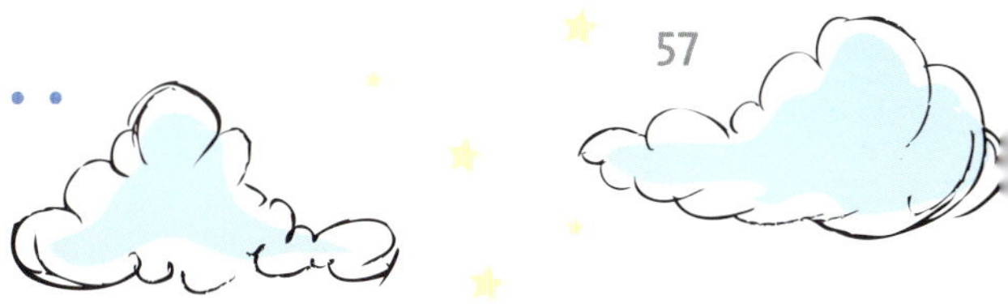

Malen mit Malvorlagen

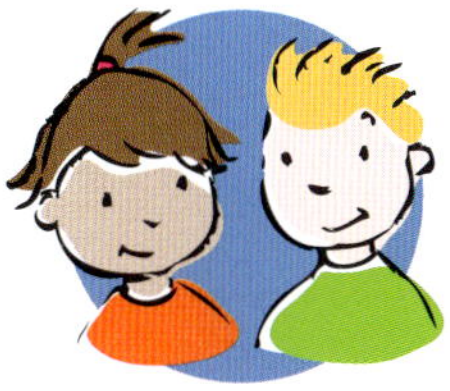

Ausmalen entspannt. In Ruhephasen können Kinder sich beim Ausmalen alleine beschäftigen und sich so ganz auf sich und die Tätigkeit konzentrieren. So blenden sie meist Geräusche und Bewegungen aus und versinken in ihrem Tun (= „Flow"). Es ist daher nicht ratsam, zusätzlich Hörspiele oder Musik laufen zu lassen, da dies wieder ablenken könnte.

Material: Kopien der Malvorlagen im Anhang, Buntstifte, Spitzer

Kinder, die mögen, nehmen sich eine Malvorlage, setzen sich an den Maltisch und malen mit Buntstiften eine Kopiervorlage aus. Sie können auch frei zeichnen oder die Vorlagen ergänzen.

Variante:
Als Einstimmung und Impuls, um die Fantasie anzuregen, können die Kinder vorab ein Lied anhören. Während das Lied abgespielt oder vorgesungen wird, stellen die Kinder sich darauf ein, dass jetzt die Ruhephase beginnt.

Lieder passend zu den Malvorlagen:

1: Komm, lass uns zusammen träumen/Ich schenk dir einen schönen Traum
2: Sternenabend
3: Die Blümelein, sie schlafen
4: Abend in den Bergen

Geschichten zu Liedern erfinden

Die meisten Lieder in diesem Buch lassen viel Raum für Fantasie. Es bietet sich an, gemeinsam mit den Kindern Elemente aus den Liedern aufzugreifen und dazu Geschichten zu erfinden.

Die Kinder und ihre Erzieher setzen oder legen sich gemütlich hin. Sie singen ein Lied.

Die Erzieherin und evtl. die Kinder fassen zusammen, was darin passiert:

- Von wem handelt das Lied?
- Wo sind die Figuren/Tiere/Pflanzen?
- Was tun sie/was passiert?

Die Kinder greifen entweder eine Figur aus dem Lied auf, einen Schauplatz oder nehmen das gesamte Geschehen, und überlegen, was anschließend passieren könnte. Die Geschichte kann solange weiter erzählt werden, wie die Kinder Lust dazu haben. Vielleicht geht sie sogar am nächsten Tag weiter?

Beispiel: Abend in den Bergen

Das Lied erzählt vom Abend in den Bergen, wo es Tiere gibt, die schlafen gehen. Es gibt eine Hütte, den Mond, Wolken und Wanderer.

Die Kinder stellen sich vor, wie es wäre, dort oben zu sein, vor der Hütte zu sitzen, um auszuruhen. Überall leuchten die Sterne. Dann gehen sie schlafen.

Wo schlafen sie?
In der Hütte gibt es ein Matratzenlager, wo sich alle zusammen hinlegen können.
Sie schlafen ganz wunderbar, weil sie müde sind vom langen Wandern. Von draußen hören sie das Rauschen einer Fichte und ab und zu einen Eulenschrei.
Am nächsten Morgen …

Schlafenszeit

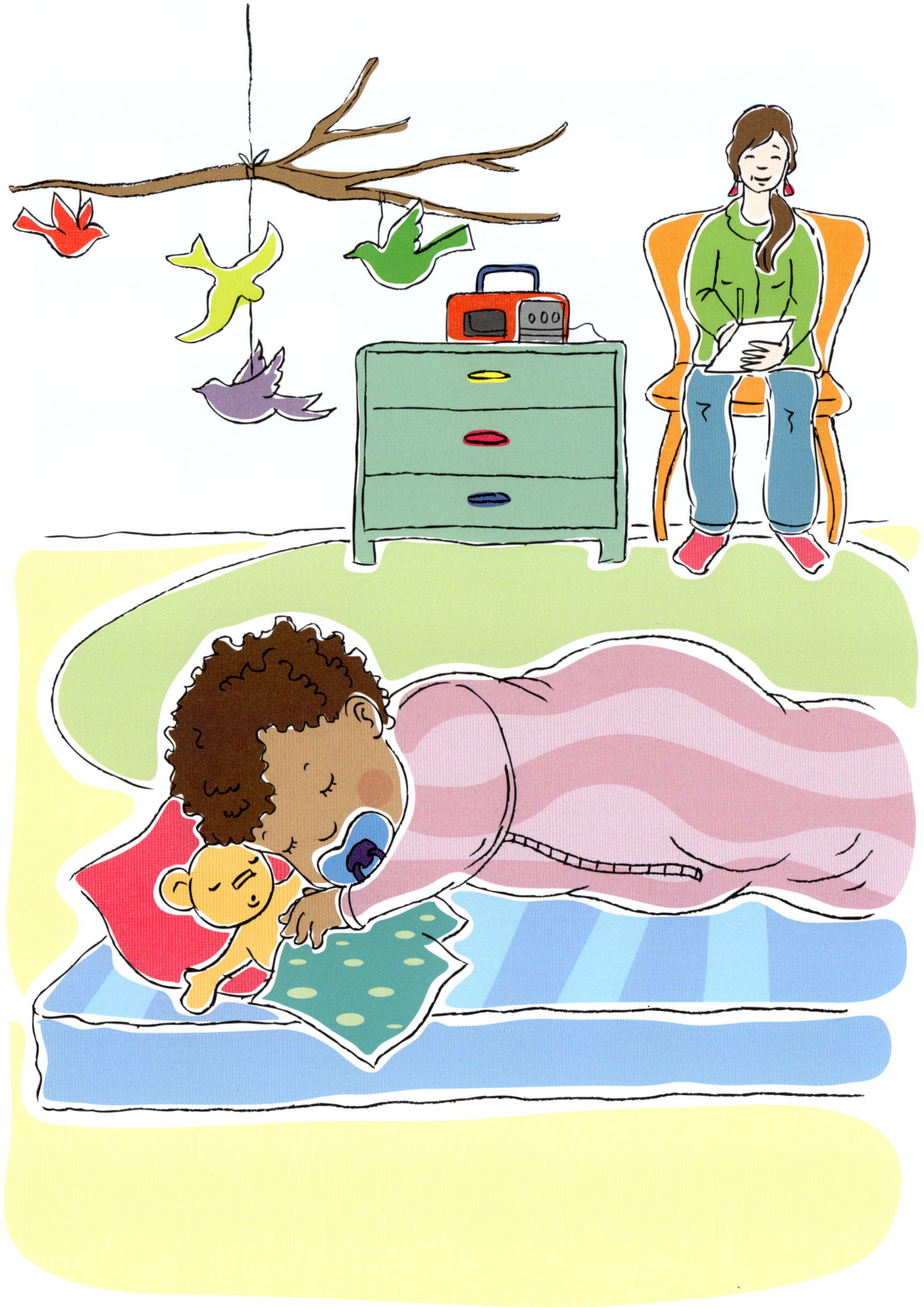

Der Sandmann ist da

Liedtext und Musik: Traditionell

Ein magischer Moment, als Ritual, erleichtert den Übergang in den Schlaf.

Die Kinder ziehen sich auf dem dafür vorgesehenen Platz (Teppich) aus und räumen ihre Sachen in ihre Schachteln (oder Körbe). Sie nehmen ihre Kuscheltiere mit und ggf. ihre Schnuller.

Die Erzieherin schaltet die Musik ein oder beginnt, das Lied vom Sandmann zu singen. Sie steht an der Tür und lässt die Kinder ein. Dabei streut sie über jedes Kind etwas imaginären Schlafsand.

Die Kinder gehen zu ihren Betten, kuscheln sich hin. Mit Schlafsand bestreut, werden sie nun furchtbar müde und schlafen sicher noch schneller ein. Sind alle Kinder an ihren Plätzen, geht die Erzieherin herum und berührt die Kinder einzeln bzw. verabschiedet sie je nach Bedarf und Gewohnheit in den Schlaf.

Der Sandmann ist da

Der Sandmann ist da,
der Sandmann ist da,
er hat so schönen weißen Sand,
ist allen Kindern wohlbekannt,
der Sandmann ist da.

Hinweis: Es ist sinnvoll, den Kindern schon vor der Einführung dieses Rituals, einmal (oder öfter) eine Geschichte vom Sandmann vorzulesen oder zu erzählen, damit sie verstehen, was es mit dem Schlafsand auf sich hat. Ideal ist ein Bilderbuch, wo die Kinder sehen können, wie der Sandmann den Sand streut. Sind die Kinder direkt vor dem Schlafen zu müde zum Zuhören, lesen Sie die Geschichte eben vor dem Essen. Dann kommen die Kinder schon etwas zur Ruhe und freuen sich aufs Schlafen.

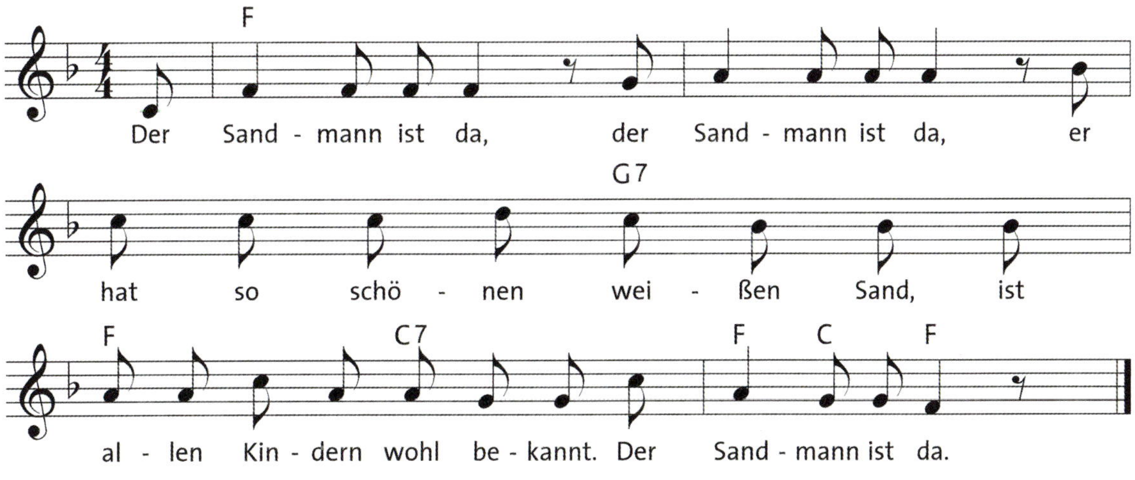

Die Kuscheltiere gehen schlafen

Die meisten Kinder haben zum Einschlafen ein Kuscheltier, eine Puppe oder ein Tuch, das sie fest im Arm halten oder unter das Gesicht legen. Mit einem kleinen Ritual werden diese Einschlafhilfen einbezogen und das Einschlafen erleichtert.

Material: Kuscheltier, Puppe oder Tuch

Wenn alle Kinder im Schlafraum sind, spricht die Erzieherin leise:

Jetzt legen sich unsere Kuscheltiere (Puppen ...) schlafen. Der kleine Hase legt sich ins Bettchen, der Bär ... Wir decken sie zu und geben ihnen einen Kuss.

Alle Kuscheltiere und Puppen und sogar die Tücher werden einbezogen. Evtl. zu den Kindern gehen, um zu helfen oder zu zeigen, wie sie ihr Kuscheltier zudecken können.

Alle Kinder legen sich dazu. Die Maja legt sich zum Hasen, der Peter legt sich zum Bär ...“

Hier kann natürlich beliebig variiert werden – evtl. legen sich die Kinder schon mit den Kuscheltieren zusammen hin.

Alle Tiere machen ihre Augen zu, alle Puppen machen ihre Augen zu, und alle Kinder machen jetzt auch die Augen zu. Schlaft gut!

Nach ein paar Wiederholungen an den darauffolgenden Tagen werden die Kinder das Ritual schon ganz alleine durchführen und brauchen möglicherweise die Ansprache nicht mehr. Evtl. finden es die Kinder aber gerade schön, wenn jemand ihnen die Anleitung gibt und diese Zeremonie täglich gleich stattfindet. Probieren Sie es aus, beobachten die Reaktionen der Kinder genau und gestalten Sie das Ritual entsprechend um.

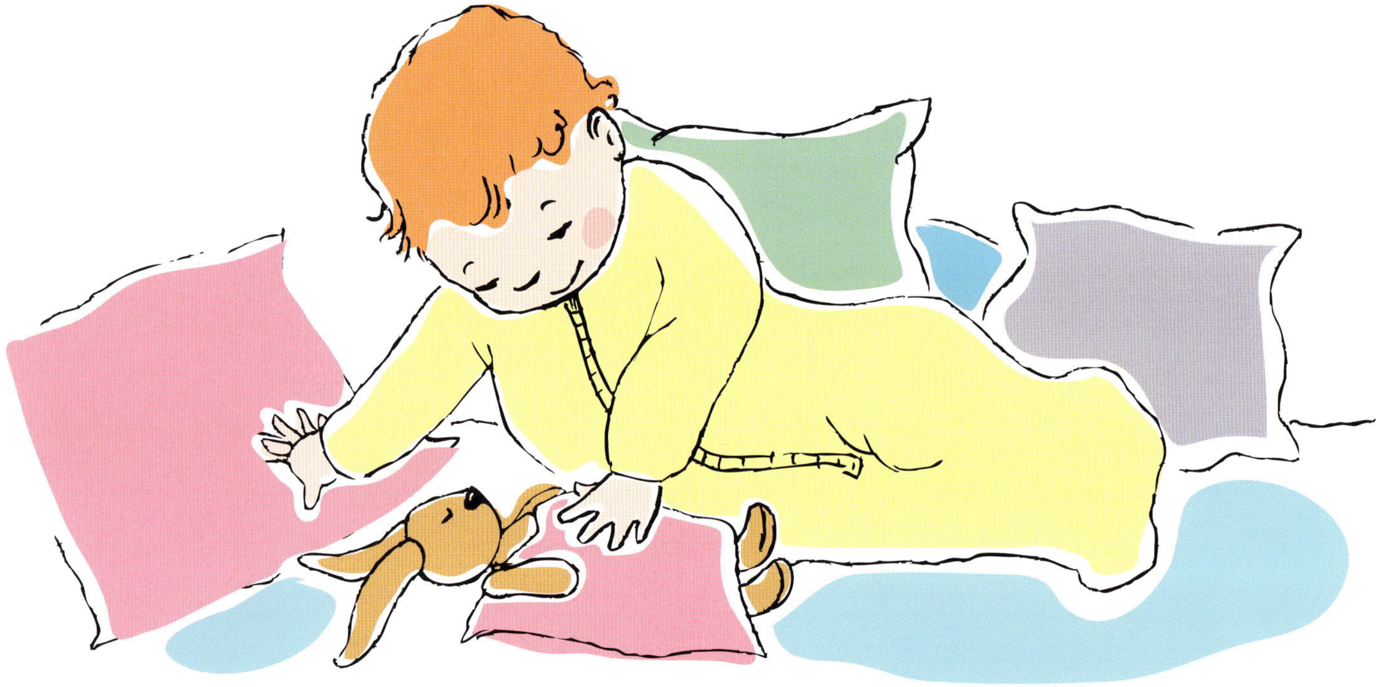

Schmusekissen, Schmusebär

Liedtext und Musik: Volker Friebel

Ein Einschlafritual mit dem Kuscheltier zu haben, ist wie ein Rollenspiel. Das Tier ist dabei eine Art Stellvertreter für das Kind. Das hilft ihm beim Einschlafen.

Material: Kuscheltier oder Kissen

Die Kinder gehen zu ihren Betten, nehmen ihr Kuscheltier oder ihr Kissen. Die Erzieherin schaltet das Lied ein oder singt. Die Kinder machen die Bewegungen (streicheln, an sich drücken, einmal herum drehen, nochmal drücken) mit und legen sich dann mit ihrem Kuscheltier hin, um zu schlafen. Das Lied wird zweimal gesungen. Ggf. geht die Erzieherin noch herum und hilft den einzelnen (oder allen) Kindern persönlich und nacheinander wie gewohnt beim Einschlafen.

Schmusekissen, Schmusebär

Schmusekissen, Schmusebär,
will dich streicheln, mag dich sehr,
dreh im Kreis dich rundherum,
drück dich, und das Lied ist um. (2 x)

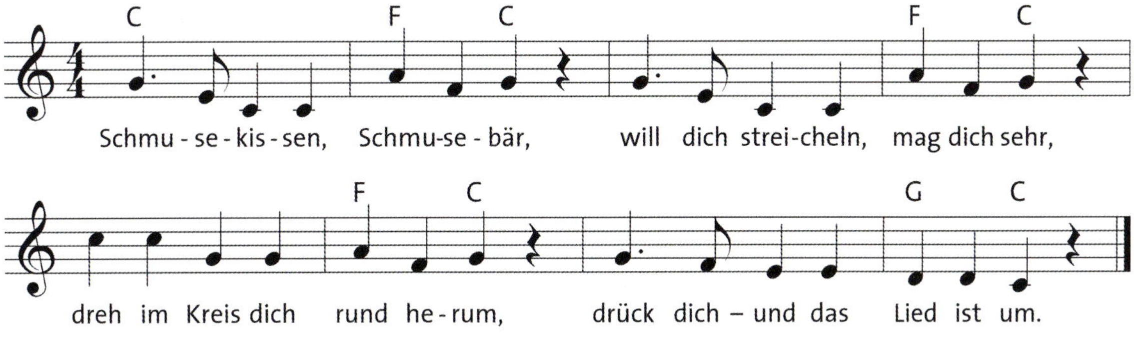

Abend in den Bergen

Liedtext: Traditionell
Musik: Dorle Ferber

Das Lied zeigt an, dass die Schlafzeit beginnt und stimmt auf das Schlafen ein. Es regt die Fantasie an und hilft so, etwas Schönes zu träumen.

Material: ggf. Sterne, Wolken, Tiere zum Aufkleben oder Aufhängen, ein Sternenvorhang oder ein Rollo mit Sternen, ein Ast für ein Mobile, evtl. CD-Player mit CD

Die Erzieherin sagt den Kindern, dass jetzt die Schlafzeit beginnt und sie sich (auf dem Teppich) ausziehen sollen. Sie geht mit ihnen dorthin und beginnt zu singen oder stellt eine CD an.

Wenn die Kinder fragen, oder wenn Sie das Gefühl haben, dass sie etwas wissen wollen, sollten Sie kurz darauf eingehen. Das Lied kann auch vor- oder nachmittags gemeinsam angehört und kurz besprochen werden.

Die Kinder, die sich ausgezogen haben, gehen in ihre Betten. Im Schlafraum hören sie die Musik noch etwas leiser von draußen herein. Sobald das Lied zu Ende ist, schaltet die Erzieherin das Abspielgerät aus. Kinder, die noch nicht fertig ausgezogen sind, wissen, dass sie jetzt nicht mehr trödeln sollen, damit sie bald einschlafen können.

Hinweis: Gestalten Sie den Schlafraum passend zum Lied: Basteln Sie Sterne, Wolken oder Tiere und hängen Sie sie im Schlafraum auf. Im Bett können die Kinder im Kopf der Melodie nachspüren und die Sterne betrachten, bis sie einschlafen. Sie können auch die Wände mit Sternen bemalen oder bekleben, einen Sternenvorhang oder ein Rollo mit Sternen anbringen, ein großes Bild aufhängen oder direkt auf die Wand malen (mit Bergen, Mond, Wolken, Adler, Gämse, Kuh, Hütte).

Abend in den Bergen

1. Liebe, liebe Sterne, guter alter Mond,
leuchtet in die Berge, wo der Adler wohnt.
Zaubert helle Lichter in die Dunkelheit.
Wacht über die Träume,
denn jetzt ist Schlafenszeit.
Abend will es werden,
der Mond zeigt sein Gesicht,
und über dunklen Bergen
zaubern Sterne Licht.

R: Hast du die Sterne gsehn,
über den Bergen stehn,
wo sich der Mond versteckt,
hinter dem Felseneck?
Schau nur, wie schön.
Hast du die Sterne gsehn,
über der Hütte stehn,
wo sich der Mond versteckt,
in seinem Wolkenbett?
Schau nur, wie schön.

2. Die Tiere gehen schlafen,
sie legen sich zur Ruh,
die Gämse gähnt uaua,
die Kuh macht mä und muhu
Wir sind vom Wandern müde
und wolln die Sterne sehn.
Wie viele wohl da oben
über den Bergen stehn?

R: Hast du …

Dann singen wir ganz leise
unser Abendlied
Für Millionen Sterne,
wie schön, dass es sie gibt.

R: …

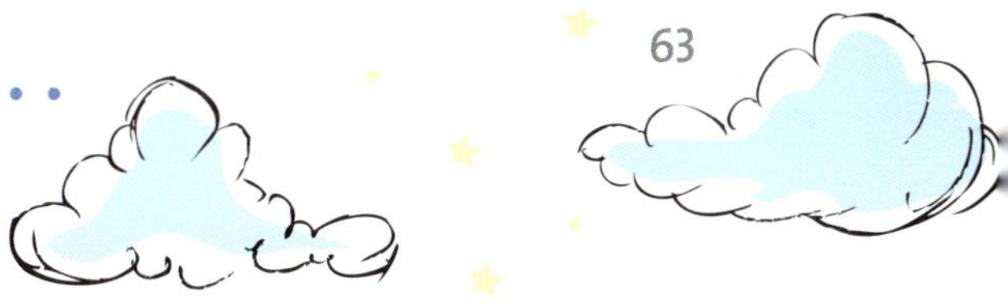

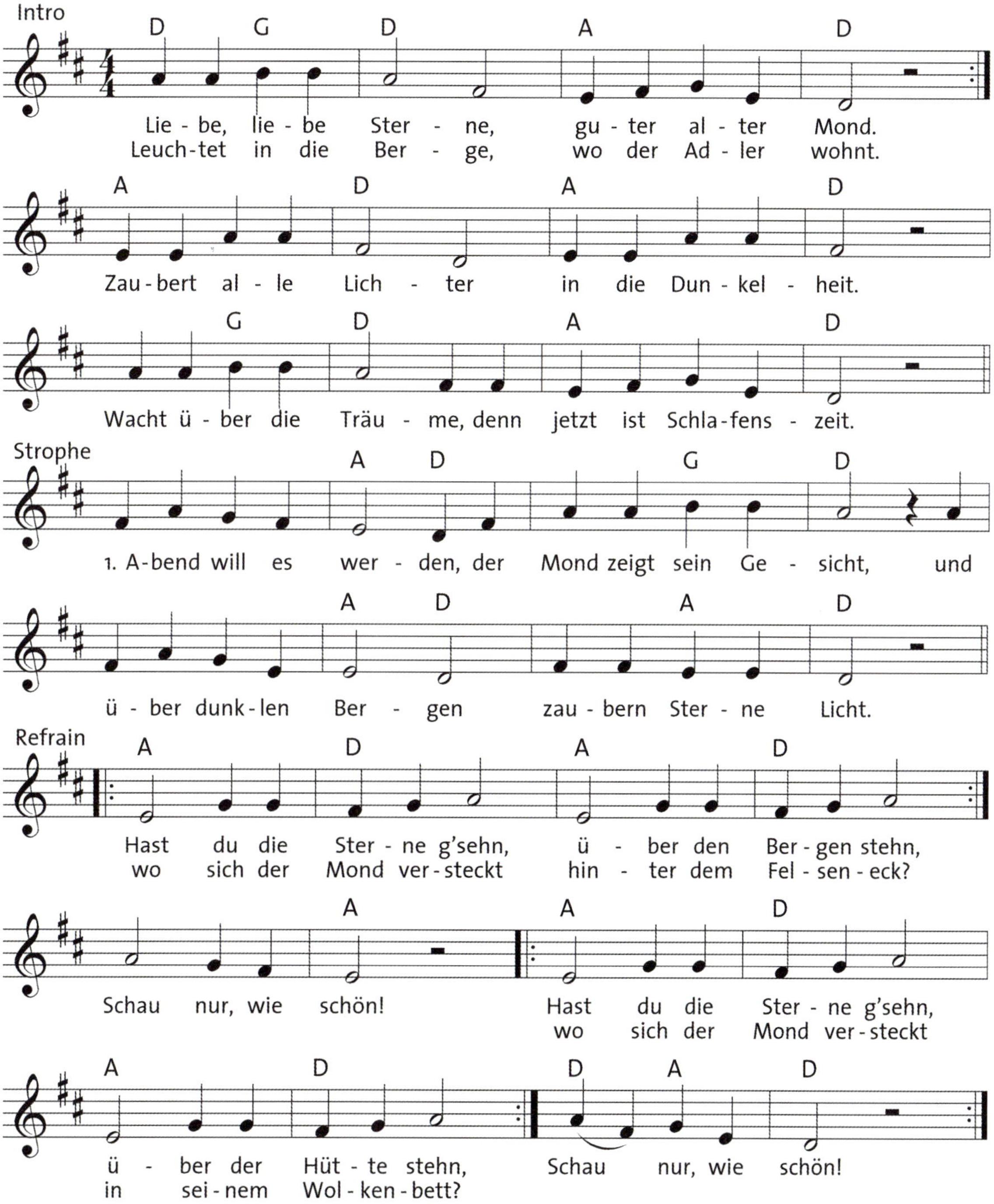
Intro
D G D A D
Lie - be, lie - be Ster - ne, gu - ter al - ter Mond.
Leuch - tet in die Ber - ge, wo der Ad - ler wohnt.
A D A D
Zau - bert al - le Lich - ter in die Dun - kel - heit.
G D A D
Wacht ü - ber die Träu - me, denn jetzt ist Schla - fens - zeit.
Strophe
A D G D
1. A - bend will es wer - den, der Mond zeigt sein Ge - sicht, und
A D A D
ü - ber dunk - len Ber - gen zau - bern Ster - ne Licht.
Refrain
A D A D
Hast du die Ster - ne g'sehn, ü - ber den Ber - gen stehn,
wo sich der Mond ver - steckt hin - ter dem Fel - sen - eck?
A A D
Schau nur, wie schön! Hast du die Ster - ne g'sehn,
wo sich der Mond ver - steckt
A D D A D
ü - ber der Hüt - te stehn, Schau nur, wie schön!
in sei - nem Wol - ken - bett?

Thula, thula – Schlaflied

Liedtext & Musik: traditionell aus Südafrika

Dieses afrikanische Schlaflied eignet sich besonders gut, wenn in der Gruppe viele Kinder aus verschiedenen Sprachräumen sind. Die Worte in einer Sprache, die für die meisten Kinder unverständlich ist, klingen nach einem gemurmelten Singsang, der beruhigend und einschläfernd wirkt.

Die Erzieherin singt oder die Musik läuft, während die Kinder sich ins Bett legen. Dabei geht die Erzieherin zu jedem einzelnen Kind. Sie streichelt, hält Hände, deckt zu, oder was die Kinder gerne mögen.

Ist sie mit der Runde fertig, hört sie auf zu singen, stellt die Musik aus und setzt oder legt sich leise hin. Das ist das Zeichen für die Kinder, spätestens jetzt einzuschlafen.

Thula, thula – Schlaflied

Thula, thu, thula mntwana,
thula, thula.
Thula, thu, thula mntwana,
lusaphol wami.

Frei übersetzt heißt das:
Ruhig, kleines Baby, ruhig.
Ruhig, kleines Baby, ruhig,
wir sind für dich da.

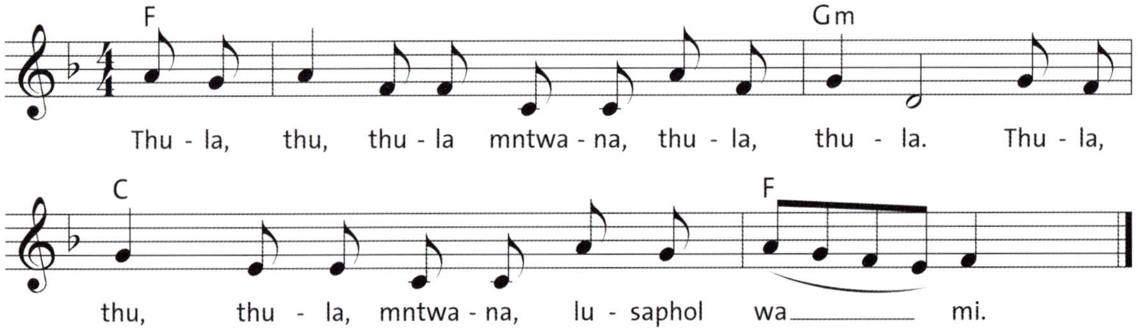

Alle Vöglein schlafen im Wald

Liedtext & Musik: Johnny Lamprecht

Die Musik als Zeichen, sich jetzt zum Schlafen fertigzumachen, stimmt bereits auf eine entspannte Traumzeit ein.

Material: Mobiles mit Vögeln, Bäumen, Blättern, Papprohr und Krepppapier

Die Erzieherin singt während die Kinder sich ausziehen und in den Schlafraum gehen. Die Melodie ist somit eine Hilfe für den Übergang vom Essen, Spielen und Ausziehen zum Schlafen oder Ruhen.

Hinweis: Besonders schön ist es, wenn der Schlafraum auch ein bisschen wie ein Wald gestaltet ist. Hängen Sie Mobiles auf oder kleben/malen Sie ein paar Vögel und Bäume an die Wände. Wer schläft nicht gerne in einem Wald mit singenden Vögeln? Am Eingang können Sie einen Baum aufstellen (Papprohr mit Krone aus Papier), sodass die Kinder beim Hineingehen in den Schlafraum eine magische Schwelle übertreten. Eine Bastelanleitung für Vogelmobiles finden Sie auf S. 19.

Alle Vöglein schlafen im Wald

Alle Vöglein schlafen im Wald (je 4x)

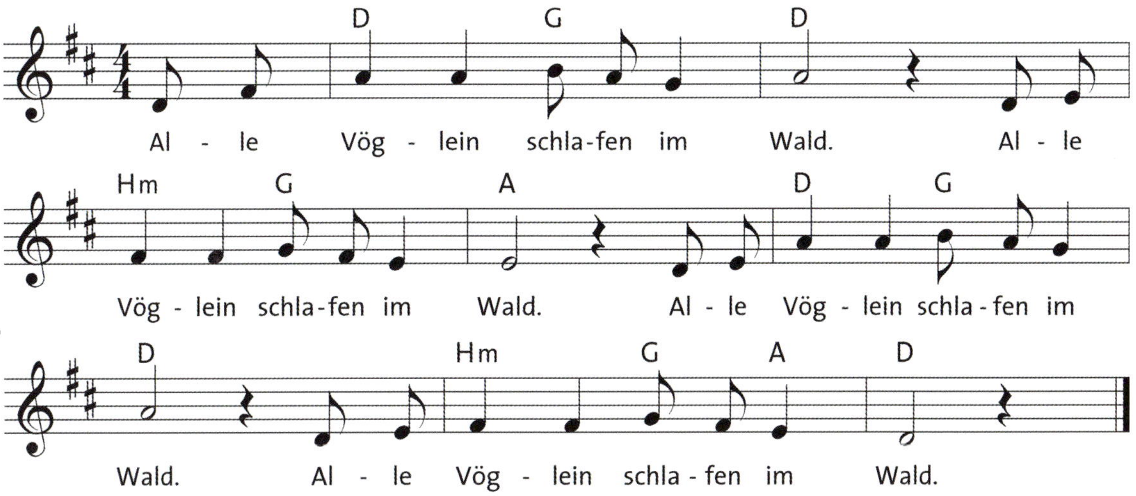

Bajuschki bajú – Schlaf in Ruh'

Musik: Traditionell, überarbeitet von Dorle Ferber

Das alte russische Schlaflied hat eine wunderschöne Melodie, die vor allem selbst gesungen, beruhigend und einschläfernd wirkt. Das Lied eignet sich gut für Kinder, die noch getragen werden. Es kann als tägliches Ritual, zwischen Ausziehen und Einschlafen gesungen oder abgespielt werden.

Material: ggf. Mond oder Sterne zum Aufhängen (evtl. Mobile)

Die Erzieherin trägt je ein Kind vom Ausziehplatz zum Schlafplatz und singt dabei. Kinder, die laufen oder krabbeln können, gehen selbst zu ihrem Schlafplatz und werden z. B. an der Hand gehalten bzw. am Rücken berührt. Wenn sie liegen, legt die Erzieherin noch eine Hand auf ihre Brust oder ihren Arm, bis das Lied zu Ende ist. Um allen Kindern gerecht zu werden, kann es auch nur eine kurze, aber dafür aufmerksame Berührung sein.

Bajuschki bajú – Schlaf in Ruh'

Schlaf mein Kindchen,
schlaf mein Liebchen,
schlaf in guter Ruh.
Goldner Mond und Silbersterne
sehn von oben zu.
Singen will ich dir Geschichten,
sei im Träumereich.
Du mit schönen wilden Pferden
reitest durch die Steppe weit.

Hinweis: Nutzen Sie das Lied täglich für ein Ritual, können Sie im Raum noch ein goldener Mond und silberne Sterne aufhängen. Wenn Sie daraus ein Mobile machen, können Sie zusätzlich wilde Pferde gestalten und aufhängen. So haben die Kinder auch optisch noch einen Bezug zur Musik und können sanft in ihre Träume übergleiten.

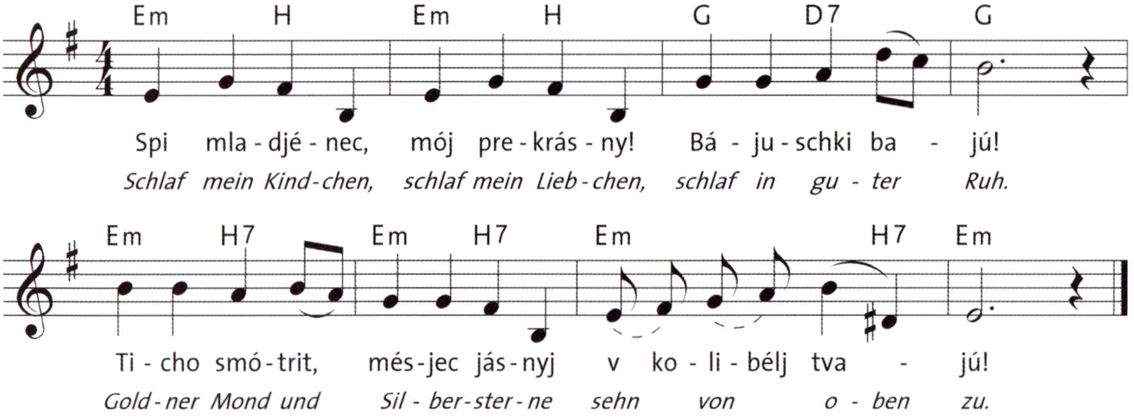

Schaukeln und Wiegen

Musik: Dorle Ferber

Das Lied ist ideal für Kleinkinder und Säuglinge.

Die Erzieherin singt, während ein Kind in ihrem Arm oder im Bettchen liegt und von ihr gestreichelt wird.

Schaukeln und Wiegen

mmmmuaaammm

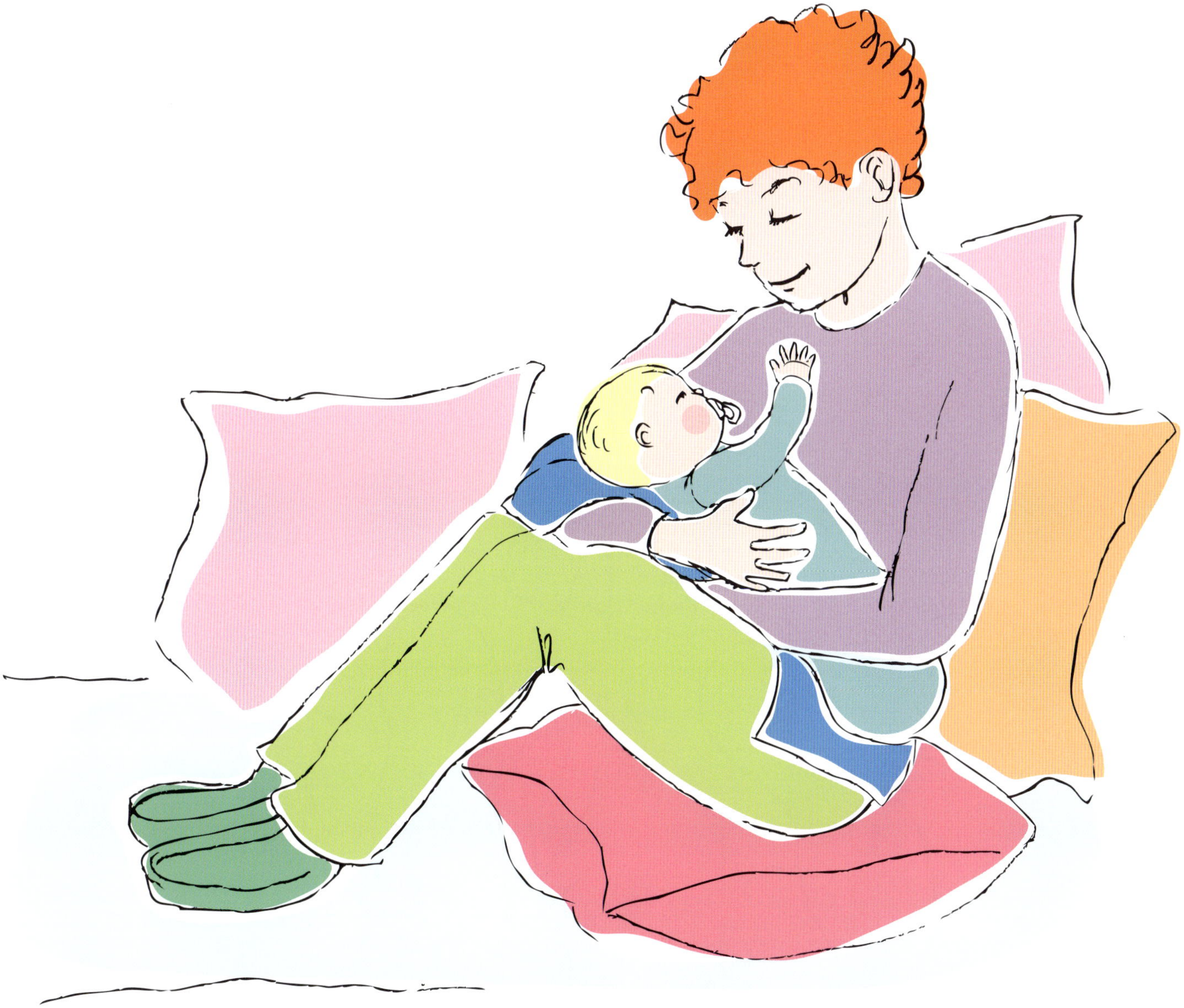

Die Blümelein, sie schlafen

Liedtext: Sybille Günther
Musik: Ralf Kiwit

Die Erzieherin stellt kleine Fingerpuppen her, die sie zum Lied spielen lässt. Die Kinder können einfach nur zusehen oder mit ihren Fingern mitspielen.

Material: Filz (verschiedene Farben), Schere, Alleskleber, Filzstift

Vorbereitung:
Schablone kopieren oder durchpausen. Mithilfe der Schablone Blumen, Vögel und ein Sandmännchen basteln.

Für die Blumen je zweimal die Form in grün ausschneiden und mit einer Blüte bekleben. Für die Vögel an den Kopf Dreiecke als Schnabel kleben (seitlich oder vorne). Flügel seitlich ankleben.

Das Sandmännchen bekommt zwei Hosenbeine, Arme, ein Gesicht und natürlich eine Zipfelmütze. Ein Bart darf auch nicht fehlen.

So geht das Spiel:
Vor dem Zubettgehen versammeln sich die Kinder auf einer Matratze, hören das Lied und können selbst die Finger dazu bewegen. Die Erzieherin zeigt die Bewegungen mit den Fingerpuppen an und begleitet damit das Lied und die Einschlafsituation.

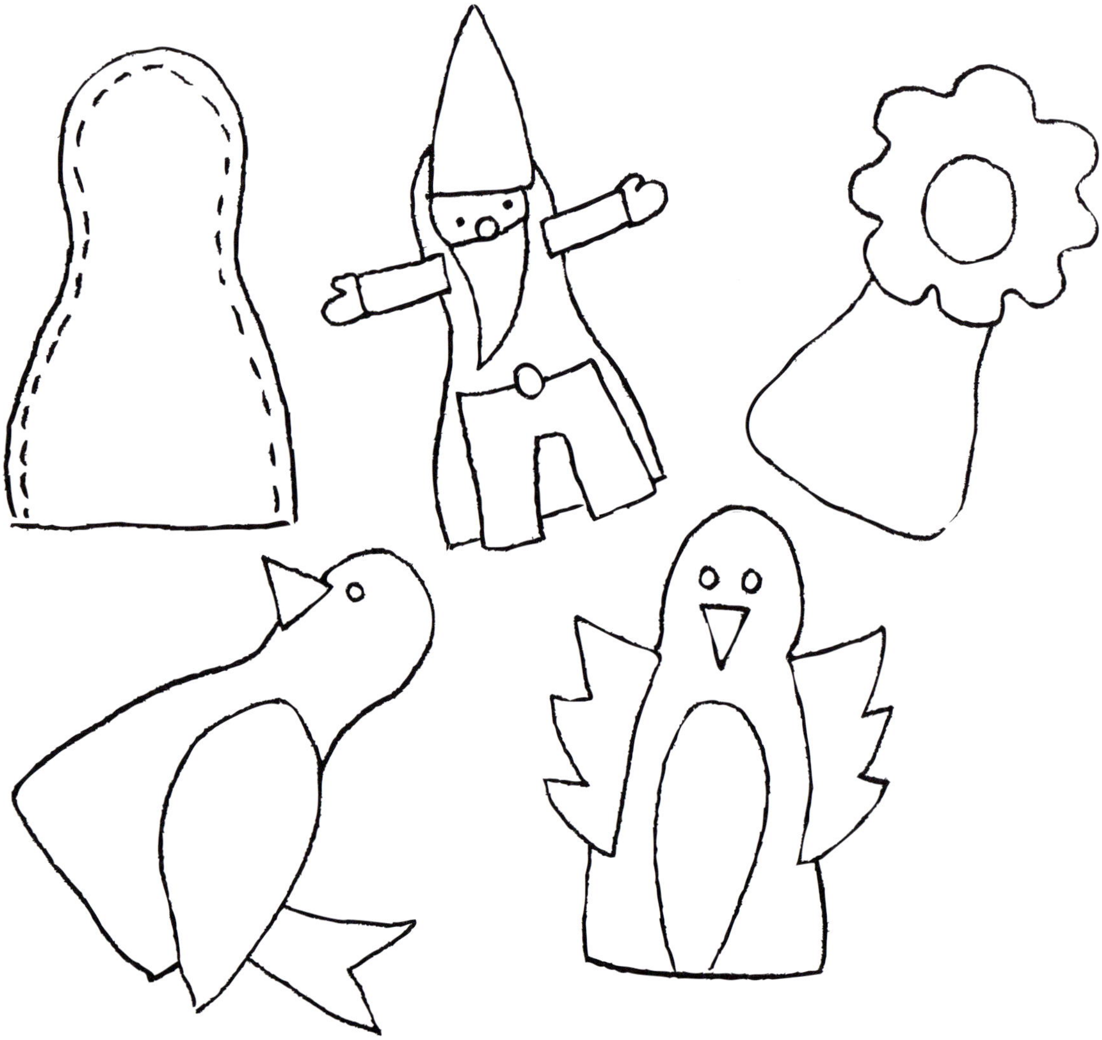

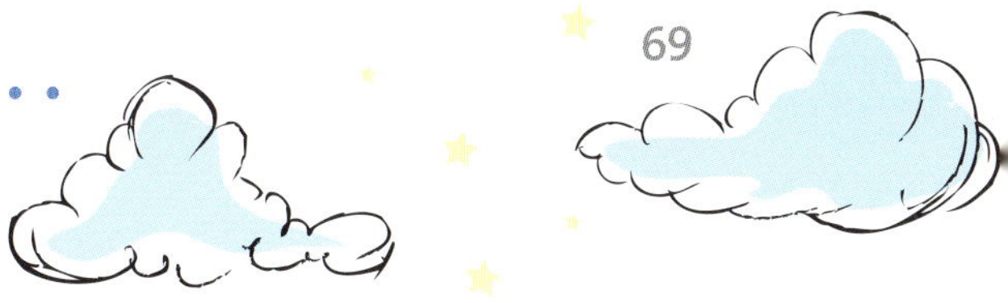

Die Blümelein, sie schlafen

Die Blümelein sie schlafen,
schon längst im Mondenschein.
Sie nicken mit den Köpfchen,
auf ihrem Stängelein.
Es rüttelt sich der Blütenbaum,
er säuselt wie im Traum.
Schlafe, schlafe, schlaf ein mein Kindelein.

Die Vögelein sie sangen
so süß im Sonnenschein.
Sie sind zur Ruh gegangen
in ihre Nestchen klein
das Heimchen in dem Ährengrund
es tut sich allen kund.
Schlafe, schlafe, schlaf ein mein Kindelein.

Sandmännchen kommt geschlichen
und guckt durchs Fensterlein,
ob irgendwo ein Liebchen
nicht mag zu Bette sein
und wo er noch ein Kindchen fand
streut er ins Aug ihm Sand.
Schlafe, schlafe, schlaf ein mein Kindelein.
Schlafe, schlafe, schlaf ein mein Kindelein.

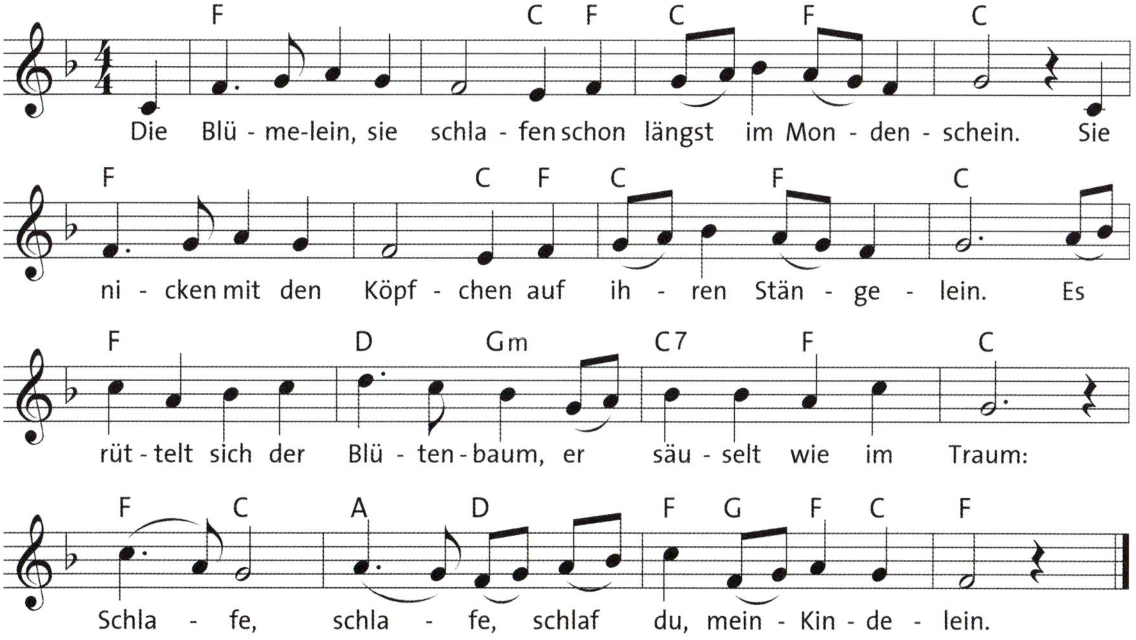

Gute Nacht, Augen zu

Liedtext und Musik: Ralf Kiwit

Dieses Lied eignet sich gut für ein Einschlafritual. Es wird abgespielt oder gesungen. Dazu zeigt die Erzieherin die Bewegungen an, die im Lied passieren. Die Kinder sind jeweils die Hasen, die Vöglein oder die Schnecke.

Gute Nacht, Augen zu

Text:	**Bewegung**:
Gute Nacht, Augen zu, alle Hasen gehen zur Ruh.	Die Kinder legen sich hin und wer mag und kann, schließt die Augen.
Die Hasenmama zählt genau, sind alle Kinder zu Haus im Bau.	Abzählen, ob alle da sind.
Gute Nacht, Augen zu, alles geht zur Ruh.	Die Kinder schließen die Augen.
Gute Nacht, Augen zu, alle Vöglein gehen zur Ruh, *kuscheln sich in ihrem Nest, aneinander warm und fest.*	Hier kuscheln die Kinder lieber mit ihrem Kuscheltier, außer es liegen mehrere Kinder sehr dicht beieinander.
Gute Nacht, Augen zu, alles geht zur Ruh.	Die Kinder schließen die Augen.
Gute Nacht, Augen zu, auch die Schnecke geht zur Ruh. Sagt gute Nacht noch zu der Maus, schläft und schnarcht im Schneckenhaus Gute Nacht, Augen zu, alles geht zur Ruh.	Die Kinder können sich einrollen und eine Hand zur Maus formen (die Fingerspitzen aneinander). Der Maus sagen sie leise Gute Nacht.
Gute Nacht, Augen zu, die liebe Sonne geht zur Ruh. Der gute Mond hält in der Nacht zusammen mit den Sternen Wacht.	Das Licht ausmachen bzw. die Vorhänge schließen.

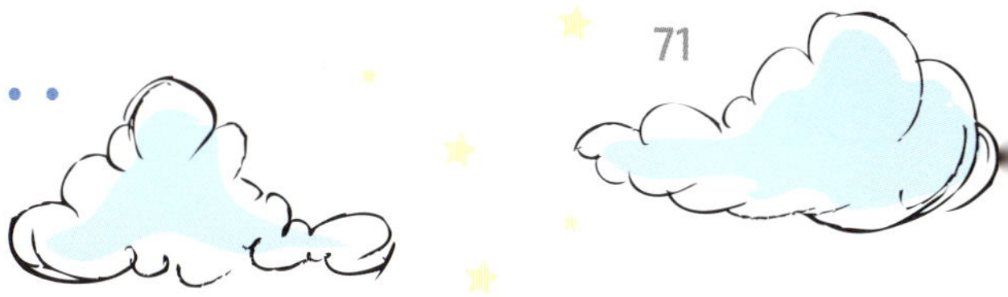

Gute Nacht, Augen zu,
alles geht zur Ruh.

Gute Nacht, Augen zu,
alle Kinder geh'n zur Ruh,
ins warme Bett und unter die Deck,
bis ich dich am Morgen weck. (hier alterna-
tiv singen: bis ich euch später weck)
Gute Nacht, Augen zu,
alles geht zur Ruh.

Herumgehen und jedes Kind zudecken.

Alles schläft,
jetzt schlaf auch du.
Sandmännchen bringt mit dem Sand
dir einen Traum vom Märchenland.
Gute Nacht, Augen zu,
alles geht zur Ruh.
Gute Nacht, Augen zu,
alles geht zur Ruh.
Gute Nacht, Augen zu,
jetzt schlaf auch du.

Andeuten, ein bisschen Sand in den Schlafraum zu streuen.

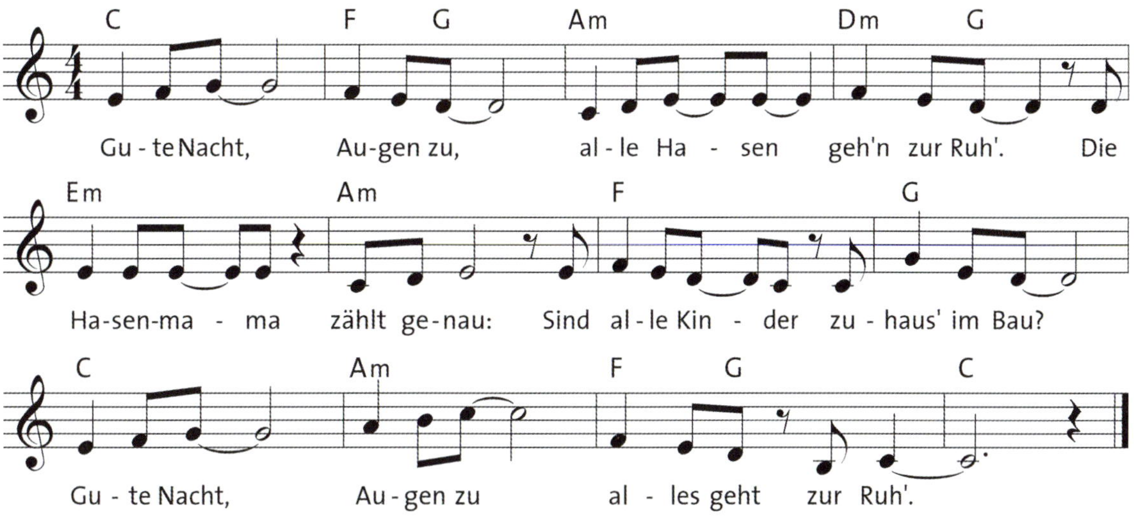

Schlafe ein mein Kind

Liedtext: Dorle Ferber/Susanne Steffe
Musik: Dorle Ferber

Dieses Lied ist ein gutes Rituallied zum Einschlafen. Die Kinder liegen bereits in ihren Betten, wenn es beginnt. Da die musikalische Begleitung hier sehr sanft ist, muss das nicht selbst gesungen werden, es wirkt auch von CD sehr beruhigend.

Die Erzieherin geht zu jedem Kind (das dies möchte) und „schickt" es persönlich in den Schlaf. Entsprechend der Liedzeilen berührt sie mal die Hände, mal die Füße, mal den Bauch des Kindes. Sie zupft die Decke zu Recht oder streicht sie an den Rändern unter das Kind.

Wer noch wach ist und mag, kann einen kleinen Handkuss oder auch einen Luftkuss zur Erzieherin schicken und dann wird geschlafen.

Schlafe ein mein Kind

Schlafe ein mein Kind,
Schlafe ein mein Kind,
schlafe ein mein Kind,
schlafe ein mein Kind,
Kindchen du schlaf ein.

Händchen schlafen schon,
Füßchen schlafen schon,
Bäuchlein kuschelt fein,
in die Decke rein.

Noch ein letzter Kuss an mich,
und die Äuglein schließen sich,
schöne Träume wiegen dich.
mmmm

Schlafe ein mein Kind,
Schlafe ein mein Kind,
schlafe ein mein Kind,
schlafe ein mein Kind,
Kindchen du schlaf ein.
mmmm
Schlafe ein mein Kind,
Schlafe ein mein Kind,
schlafe ein mein Kind,
schlafe ein mein Kind,
Kindchen du schlaf ein.

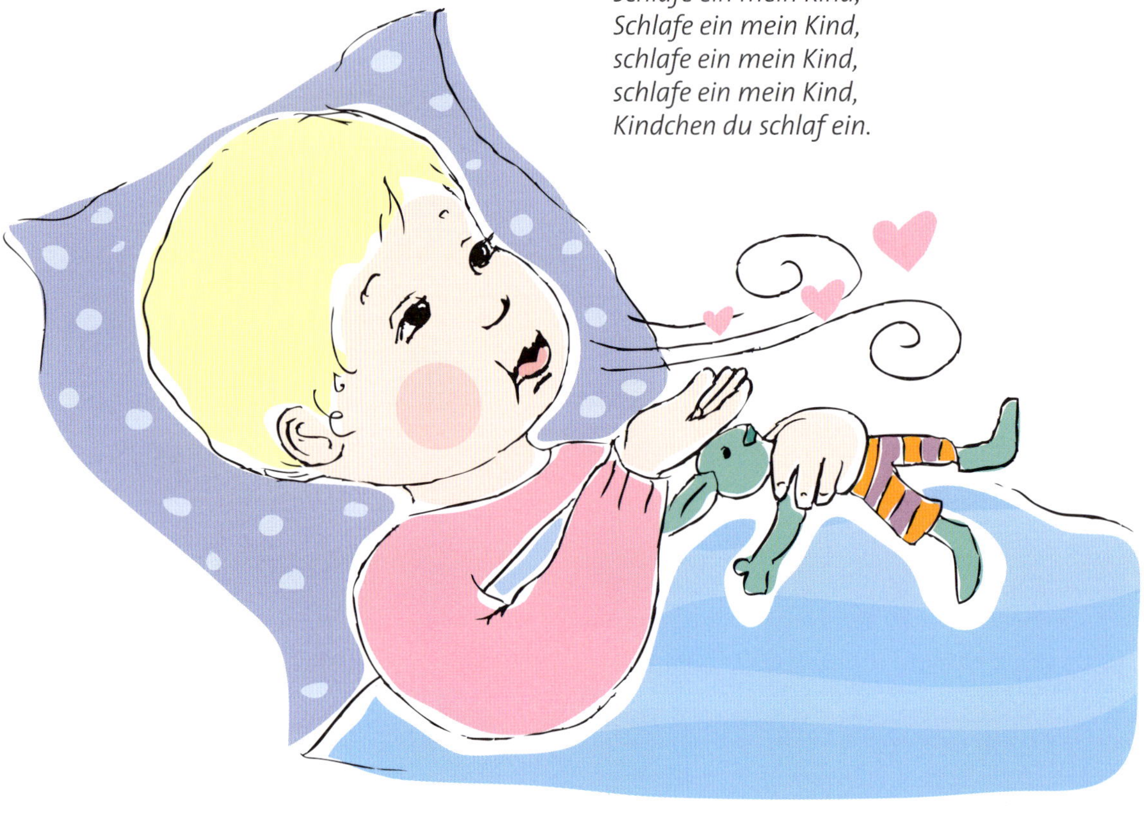

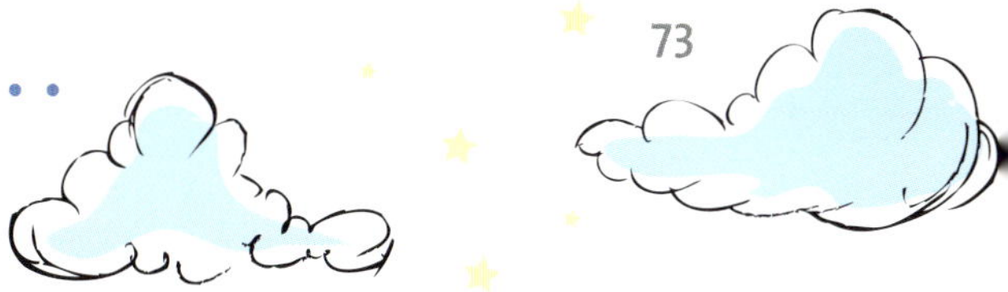

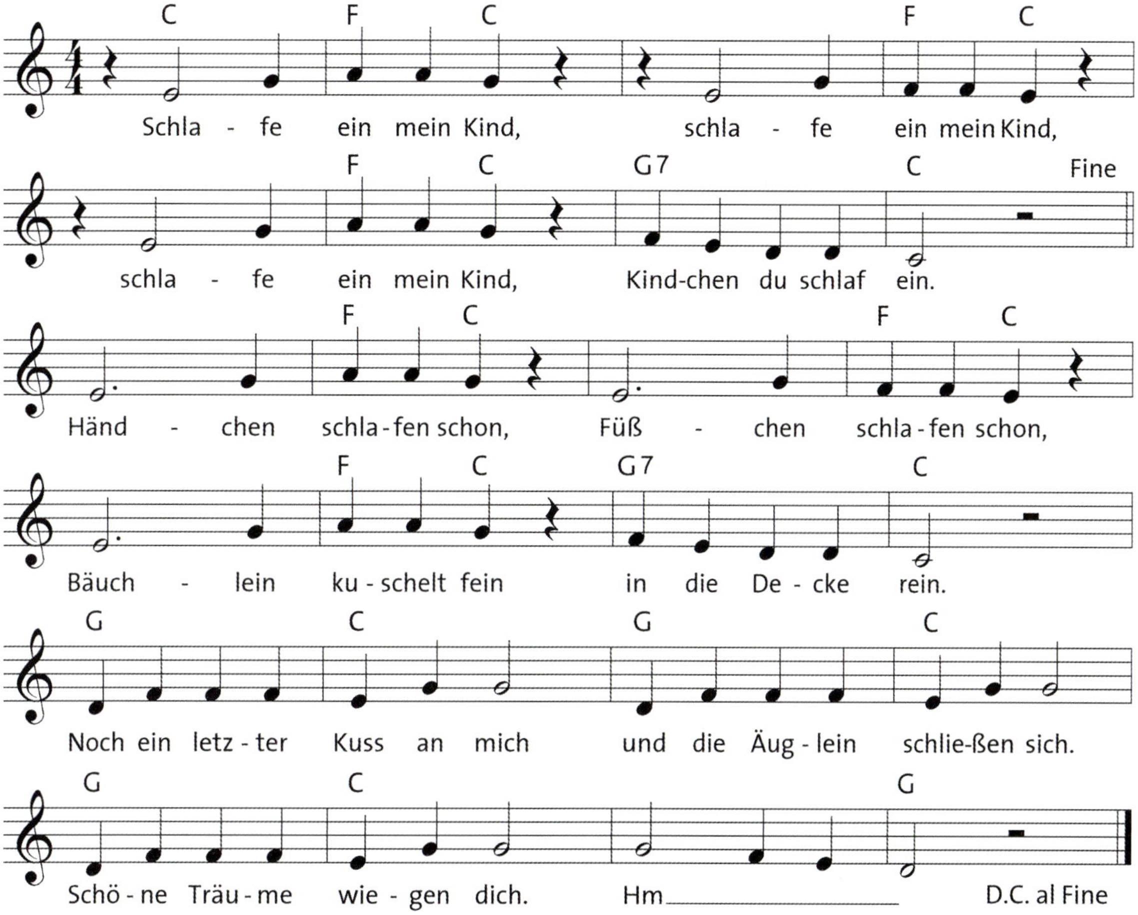
C F C F C
Schla - fe ein mein Kind, schla - fe ein mein Kind,
F C G7 C Fine
schla - fe ein mein Kind, Kind-chen du schlaf ein.
F C F C
Händ - chen schla - fen schon, Füß - chen schla - fen schon,
F C G7 C
Bäuch - lein ku - schelt fein in die De - cke rein.
G C G C
Noch ein letz - ter Kuss an mich und die Äug - lein schlie-ßen sich.
G C G
Schö - ne Träu - me wie - gen dich. Hm
D.C. al Fine

Krabbelverse

Die meisten jüngeren Kinder lieben es, wenn eine vertraute Person sie streichelt und vielleicht auch ein wenig kitzelt. Solange das Kitzeln nur sanft ist und dadurch angenehm entspannend wirkt, führt es nicht zu lauten Lachanfällen. So sind die Krabbelverse gut geeignet, um Nähe zu vermittelt und dabei fröhlich zu sein. Ganz nebenbei werden mit solchen Versen auch der Wortschatz und die Sprechfreude der Kinder weitergebildet.

Beinkitzelei

Grashüpfer und Ameise, kleines Käferlein,
krabbeln hier und krabbeln da, übers
ganze Bein.
Gänseblümchen, Löwenzahn, grünes Gras
und Klee,
kitzeln meinen Fu-uß und den großen Zeh.

Den Text langsam und deutlich sprechen. Dabei mit den Fingern einer Hand über das Bein des Kindes krabbeln. In der zweiten Strophe den Fuß kitzeln (oben und an der Fußsohle) und schließlich den großen Zeh kitzeln. Abschließend den Zeh festhalten.

Halskitzelei

Kommt ein kleiner Regenwurm,
krabbelt hoch hinaus.
Fürchtet sich vorm großen Sturm.
Klopft an deinem Haus.
Lässt mich keiner rein?
Dann kringel ich mich ein.

Einen Zeigefinger, beginnend bei der Hand des Kindes, an dessen Arm aufwärts kriechen lassen. Bei *„Sturm“* über den Arm pusten. Am Schlüsselbein oder auch vorsichtig am Kopf anklopfen. Dann in der Halsbeuge „einkringeln“ (also den Finger sanft in der Halsbeuge entlangstreicheln, sodass der Finger sich „hinlegen“ kann und das Kind leicht gekitzelt wird).

Die Schnecke

Kommt die Schnecke um die Ecke,
kriecht den Berg hinauf,
bis zum Laden von Herrn Mecke:
„Ob ich mir was kauf?“
Nein, die Schnecke kann nichts kaufen,
muss erst schnell nach Hause laufen,
hat kein Geld, huch, sie fällt …
hui … schon liegt sie unten.

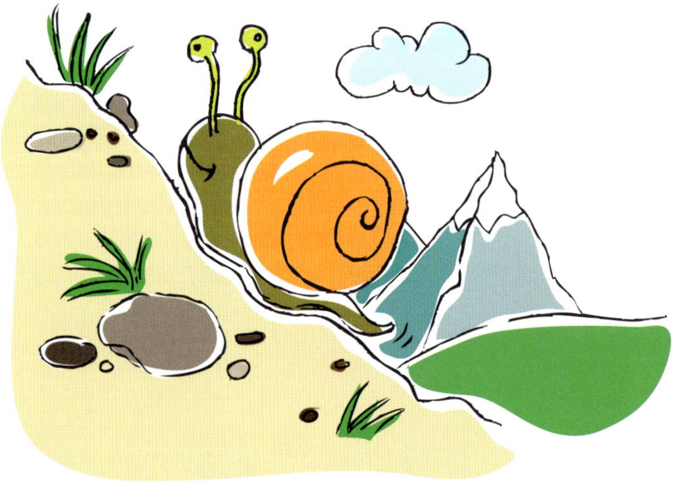

Einen Zeigefinger vom Rücken des Kindes, z. B. am Bauch oder am Arm, hinaufkriechen lassen, bis ganz auf den Kopf. Dort ein bisschen hin- und herkrabbeln und hinunterfallen.

Hinweis: Soll das Kind einschlafen, sprechen Sie langsam und leise. Beim Aufstehen sprechen Sie etwas schneller und kommen allmählich vom Flüstern in die normale Lautstärke. Hier bietet es sich an, eine kleine Finger- oder Handpuppe zu benutzen oder auch eine Schnecke aus Stoff (Anleitung für Fingerpuppen S. 68). Der Vers lebt von der Wiederholung!

Anhang

Schlafprotokoll

Datum		7	8	9	10	11	12	13	14	15	16	17	18	19
		7	8	9	10	11	12	13	14	15	16	17	18	19

schläft ———
wach (leer)
unruhig ∿∿∿ (blau)
schreit ∿∿∿ (rot)
Wickeln, Toilette / , X
Mahlzeit O

Übergabeprotokoll

(nur für Besonderheiten, nur wenn Auffälligkeiten da sind oder Schichtwechsel stattfinden und bei Eingewöhnungsphasen)

Name: Datum:

Mahlzeiten:

Schlafen/Ruhen:

Wickeln:

Sonstiges:

Unterschrift:

Ausmalbild 1

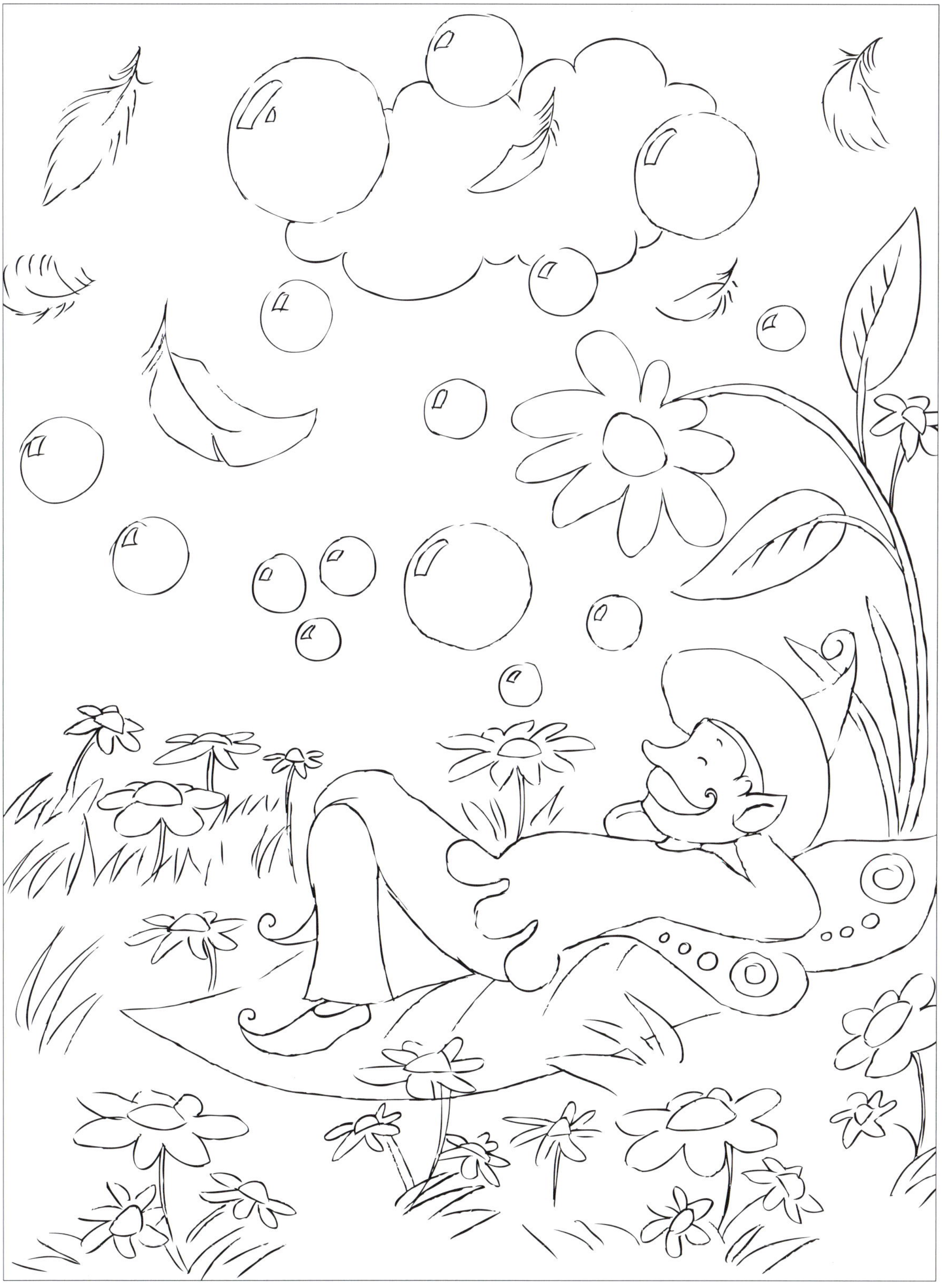

Ausmalbild 2

Ausmalbild 3

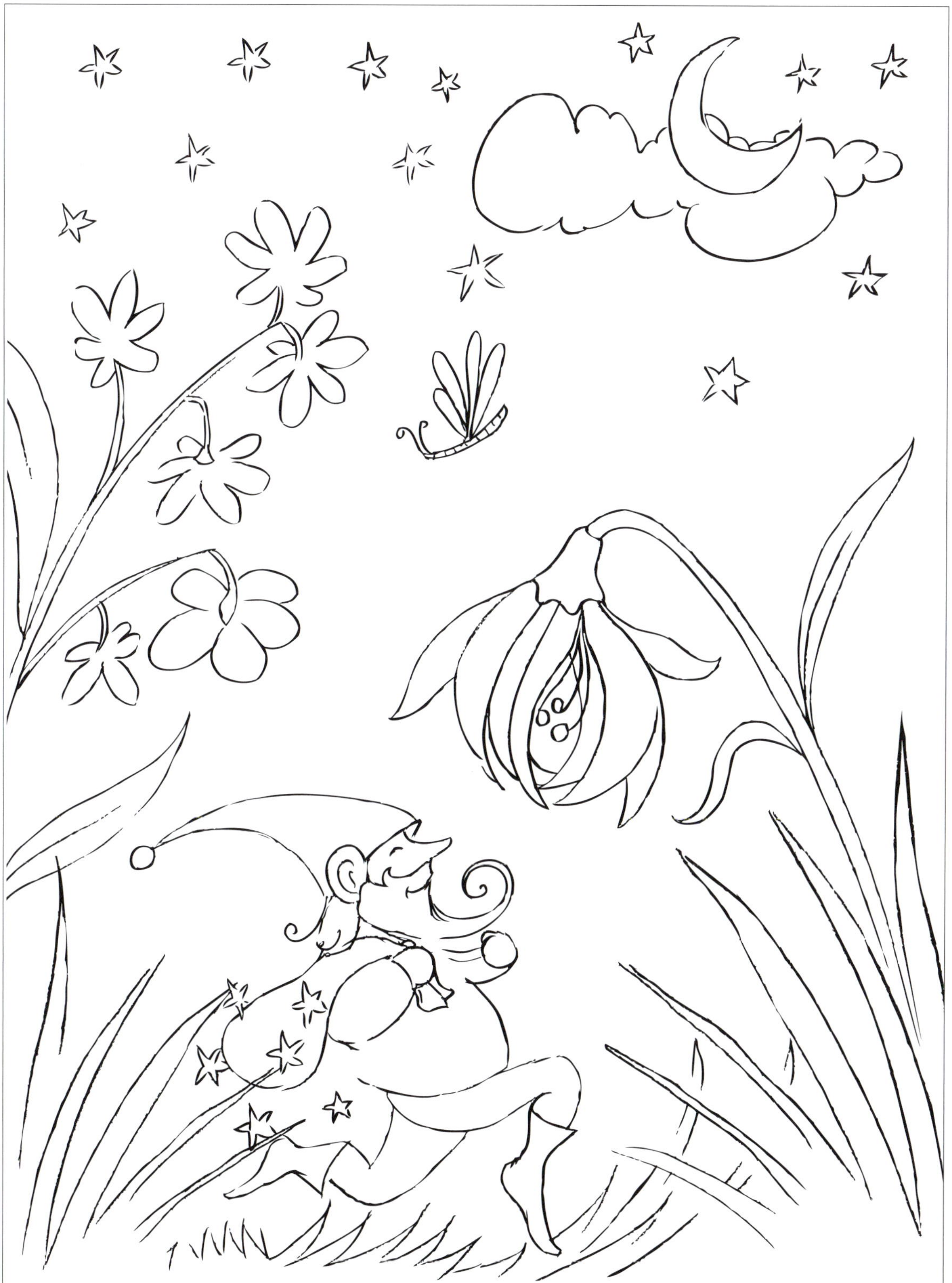

Ausmalbild 4

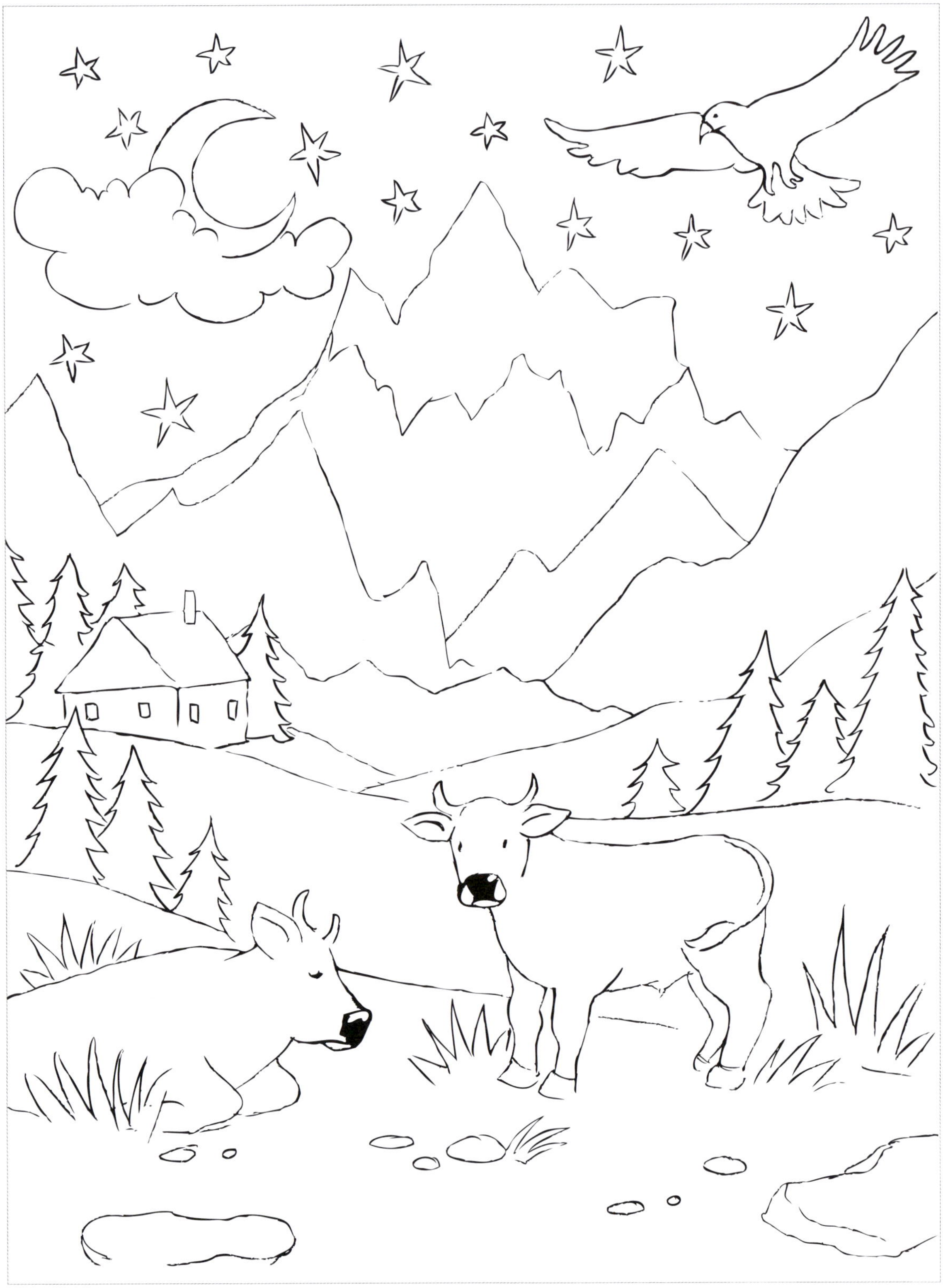

Weitermalen 1

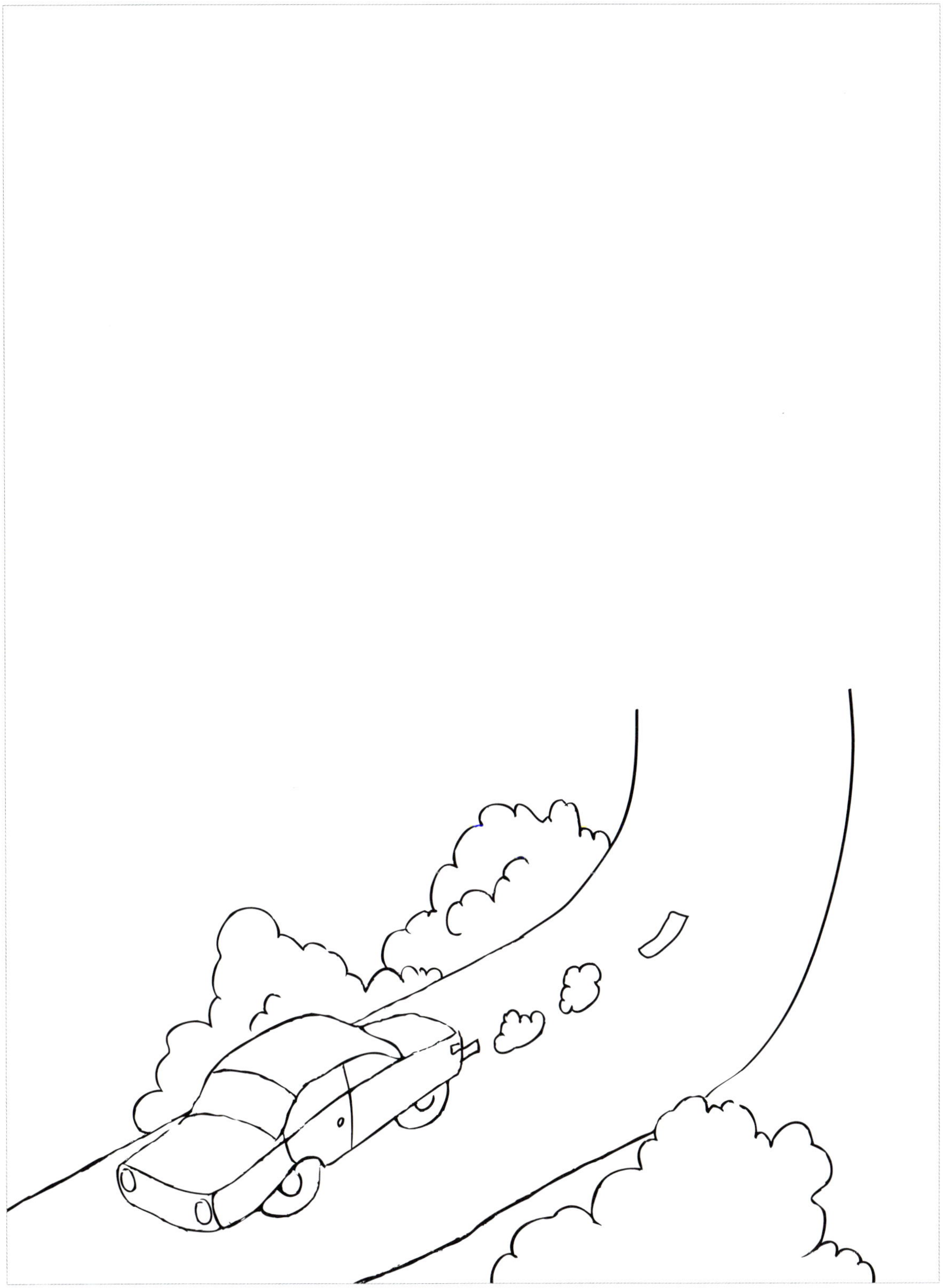

Weitermalen 2

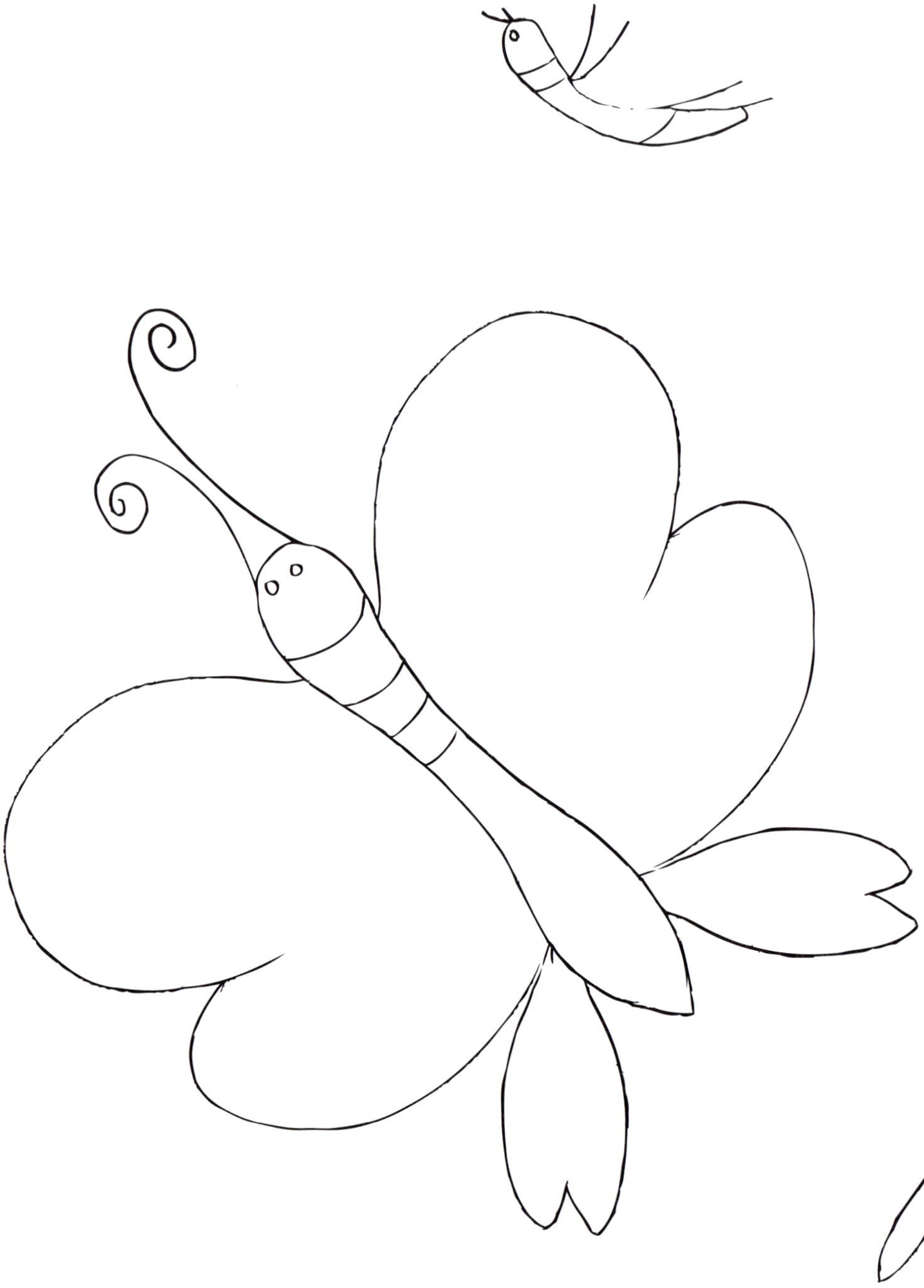

Register

Literaturtipps

Über das Schlafen

Bodenburg, Inga/Kollmann, Irmgard:
Frühpädagogik – arbeiten mit Kindern von 0 bis 3 Jahren. Bildungsverlag EINS 2009.

Dieken, van Christel:
Was Krippenkinder brauchen. Herder 2008.

Kunze, Petra/Keudel, Dr. med. Helmut:
Schlafen lernen. Sanfte Wege für Ihr Kind. GU 2009.

Bilderbücher

Baumbach, Martina/Körting, Verena (Ill.):
Wer schläft denn da? Gabriel Verlag 2014.

Böhme, Anne/Tourlonias, Joëlle (Ill.):
Ella geht schlafen. ars-edition 2016.

Kulot, Daniela:
Munkeln im Dunkeln. Thienemann 2016.

Zum Vorlesen

März, Christine:
Sandmännchengeschichten für 3 Minuten. Arena 2014.

Rose, Barbara/ Cordes, Miriam (Ill.):
Der Drache, der nicht schlafen durfte und 5 weitere Gutenachtgeschichten (Vorlesemaus, Band 20). Carlsen-Verlag 2016.

Breitenöder, Julia/Elitez, Marion (Ill.):
Das kleine Wölkchen und 5 weitere Gutenachtgeschichten (Vorlesemaus, Band 24). Carlsen-Verlag 2016.

Quellenangaben zu den verwendeten Liedern

Seite 33
Seid leise, seid leise
Liedtext: Elke Schlösser
Musik: Ralf Kiwit
aus: Ralf Kiwit/Elke Schlösser: Sprechen, singen, spielen mit den Kleinsten, Ökotopia Verlag 2010

Seite 34
Sternenabend
Liedtext: Birgit Laux
Musik: Günter Geisinger
aus: Hartmut E. Höfele, Birgit Laux, Günter Geisinger: Sonne, Mond und Sternenkinder, Ökotopia Verlag 2001

Seite 36
Suseladu
Liedtext & Musik: Elke Gulden, Bettina Scheer
aus: Ralf Kiwit, Elke Gulden, Bettina Scheer: Schaukelmaus & Kuschelkater, Ökotopia Verlag 2012

Seite 37
Komm, lass uns zusammen träumen
Liedtext & Musik: Elke Gulden, Bettina Scheer
aus: Ralf Kiwit, Elke Gulden, Bettina Scheer: Schaukelmaus & Kuschelkater, Ökotopia Verlag 2012

Seite 38
Ich schenk dir einen schönen Traum
Liedtext: Elke Gulden, Bettina Scheer
Musik: Ralf Kiwit
aus: Ralf Kiwit, Elke Gulden, Bettina Scheer: Schaukelmaus & Kuschelkater, Ökotopia Verlag 2012

Seite 39
Dein Rücken soll ein Malblatt sein
Text: Annegret Frank
Musik: Ralf Kiwit
aus: Ralf Kiwit: Streicheltöne – Wohlfühlmassagen, Ökotopia Verlag 2003

Seite 40
Kleiner Schmusebär
Liedtext & Musik: Elke Gulden, Bettina Scheer
aus: Ralf Kiwit, Elke Gulden, Bettina Scheer: Schaukelmaus & Kuschelkater, Ökotopia Verlag 2012

Seite 42
Der Riese Timpetu im Zwergenhaus
Text: Annegret Frank
Musik: Ralf Kiwit
aus: Ralf Kiwit: Streicheltöne – Wohlfühlmassagen, Ökotopia Verlag 2003

Seite 43
Ein Igel auf Apfelsuche
Text: Annegret Frank
Musik: Ralf Kiwit
aus: Ralf Kiwit: Streicheltöne – Wohlfühlmassagen, Ökotopia Verlag 2003

Seite 60
Der Sandmann ist da
Liedtext und Musik: Traditionell
aus: Dorle Ferber: Alte Kinderlieder neu entdeckt, Ökotopia Verlag 2006

Seite 61
Schmusekissen, Schmusebär
Liedtext und Musik: Volker Friebel
aus: Volker Friebel, Marianna Kunz: Tanzende Gefühle – bewegte Tänze, Ökotopia Verlag 2003

Seite 62
Abend in den Bergen
Liedtext: Traditionell
Musik: Dorle Ferber
aus: Dorle Ferber, Hartmut E. Höfele: Himmel die Berge, Ökotopia Verlag 2003

Seite 64
Thula, thula – Schlaflied
Liedtext & Musik: traditionell aus Südafrika
aus: Johnny Lamprecht: Afrika bewegt uns, Ökotopia Verlag 2009

Seite 65
Alle Vöglein schlafen im Wald
Liedtext & Musik: Johnny Lamprecht
aus: Johnny Lamprecht: Afrika bewegt uns, Ökotopia Verlag 2009

Seite 66
Bajuschki bajú – Schlaf in Ruh'
Musik: Traditionell, überarbeitet von Dorle Ferber
aus: Hartmut E. Höfele: Europa in 80 Tönen, Ökotopia Verlag 2002

Seite 67
Schaukeln und Wiegen
Musik: Dorle Ferber
aus: Margarita Klein, Hartmut E. Höfele, Sabine Hirler: Sanfte Klänge für Babys und Kleinkinder, Ökotopia Verlag 2010

Seite 68
Die Blümelein, sie schlafen
Liedtext: Sybille Günther
Musik: Ralf Kiwit
aus: Ralf Kiwit: Frühlingsluft und Sonnentanz, Ökotopia Verlag 2007

Seite 70
Gute Nacht, Augen zu
Liedtext und Musik: Ralf Kiwit
aus: Ralf Kiwit/Elke Schlösser: Sprechen, singen, spielen mit den Kleinsten, Ökotopia Verlag 2010

Seite 72
Schlaf ein mein Kind
Liedtext: Dorle Ferber/Susanne Steffe
Musik: Dorle Ferber
aus: Dorle Ferber, Hartmut E. Höfele: Sing, klatsch & spring, Ökotopia Verlag 2010

Autorin

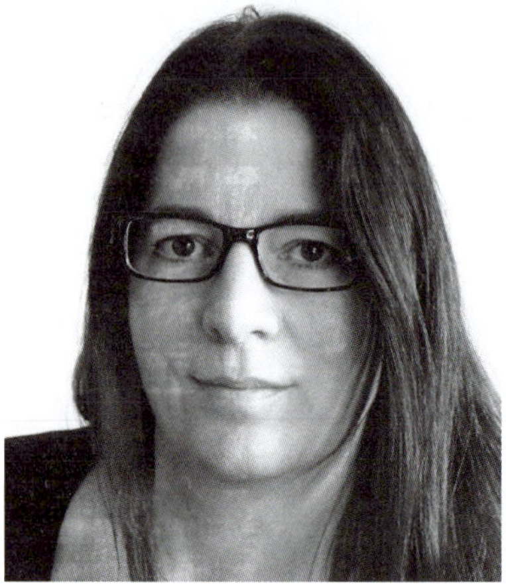

Yvonne Wagner, geb. 1968 lebt am Starnberger See in Oberbayern. Sie hat einige Jahre als Erzieherin gearbeitet und schreibt seit 2007 Bücher für pädagogische Fachkräfte. Ihre Themen sind breit gefächert – vom kreativen Gestalten bis zur Textwerksatt. In ihrer Tätigkeit als Dozentin bietet sie Werk- und Bastelkurse, Schreibkurse und Fortbildungen für Erzieherinnen und Kinderpflegerinnen an. Sie freut sich über Kritik, Anregungen und Ihr Interesse:

www.y-wagner.de

Illustratorin

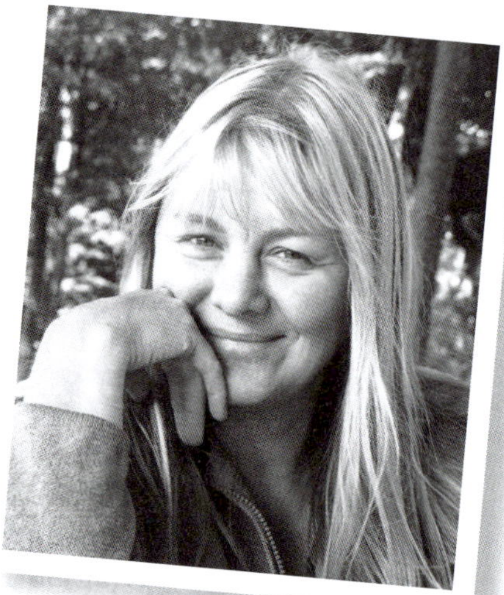

Anne Rieken, selbstständige Diplom Kommunikations-Designerin und Illustratorin. Zusammenarbeit mit Agenturen und Zeitschrift- und Buchverlagen. Autorin/Illustratorin von über zwanzig eigenen Kinderbüchern. Mutter eines Sohnes, lebt und arbeitet in Bremen.

www.atelier-anne-rieken.de

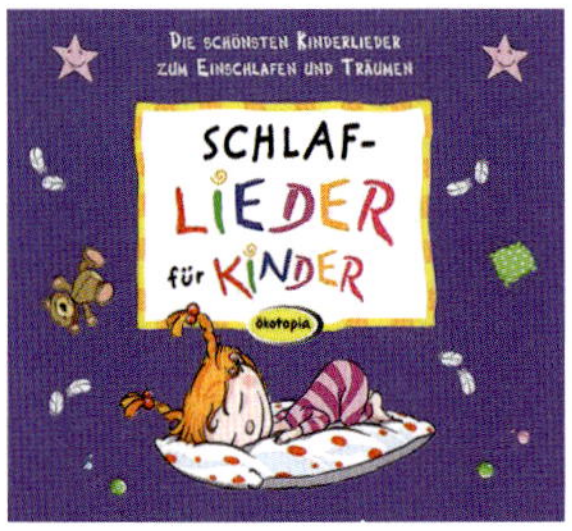

Alle Lieder aus dem Buch finden Sie auf der Ökotopia Sampler-CD *Schlaflieder für Kinder – Die schönsten Kinderlieder zum Einschlafen und Träumen* (ISBN 978-3-86702-390-0)

ökotopia

Jeden Tag wachsen

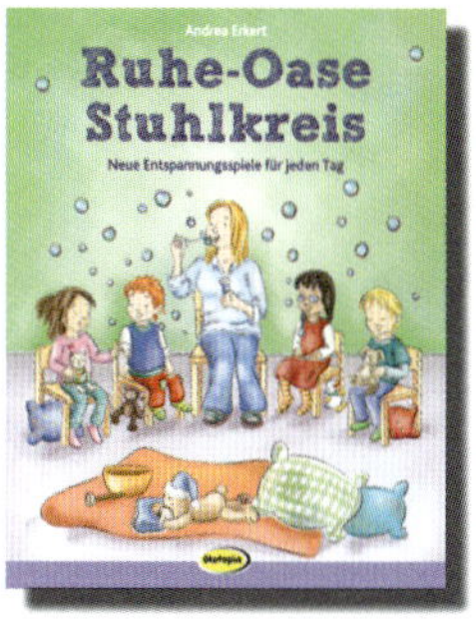

Andrea Erkert

RUHE-OASE STUHLKREIS

Neue Entspannungsspiele für jeden Tag

ISBN 978-3-86702-369-6

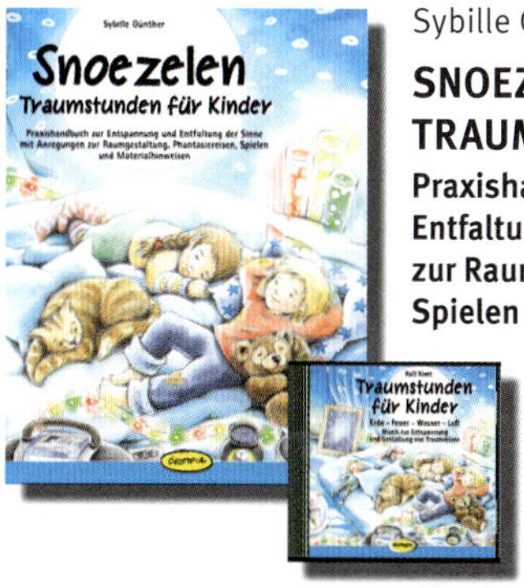

Sybille Günther

SNOEZELEN – TRAUMSTUNDEN FÜR KINDER

Praxishandbuch zur Entspannung und Entfaltung der Sinne mit Anregungen zur Raumgestaltung, Phantasiereisen, Spielen und Materialhinweisen

ISBN (Buch) 978-3-931902-94-0
ISBN (CD) 978-3-936286-07-6

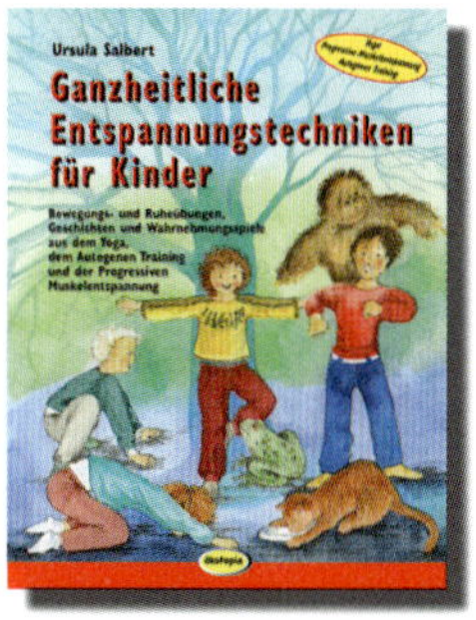

Ursula Salbert

GANZHEITLICHE ENTSPANNUNGS-TECHNIKEN FÜR KINDER

Bewegungs- und Ruheübungen, Geschichten und Wahrnehmungsspiele aus dem Yoga, dem Autogenen Training und der Progressiven Muskelentspannung

ISBN 978-3-936286-90-8

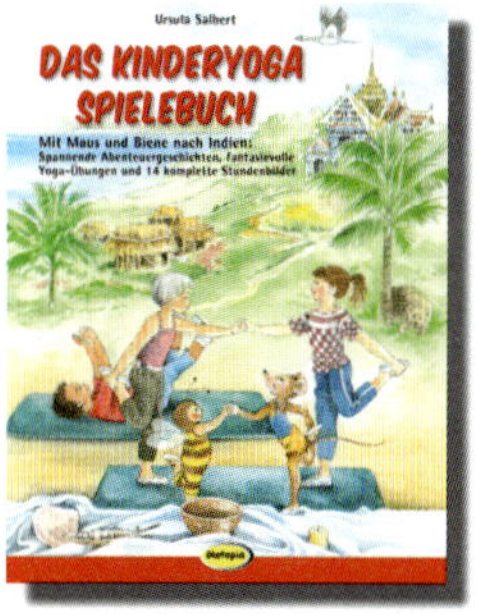

Ursula Salbert

DAS KINDERYOGA-SPIELEBUCH

Mit Maus und Biene nach Indien: Spannende Abenteuergeschichten, fantasievolle Yoga-Übungen und 14 komplette Stundenbilder

ISBN 978-3-86702-174-6

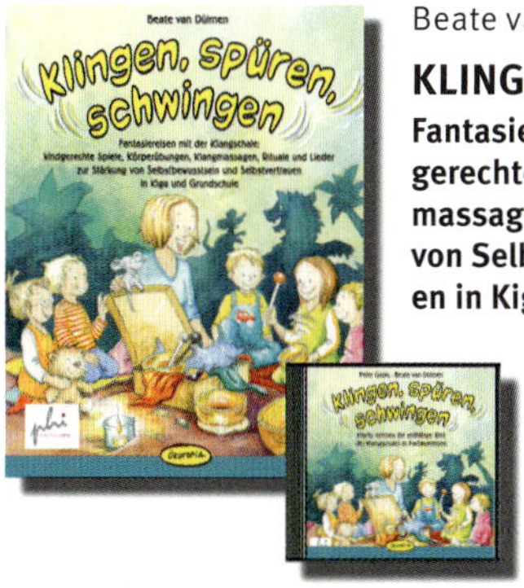

Beate van Dülmen

KLINGEN, SPÜREN, SCHWINGEN

Fantasiereisen mit der Klangschale: Kindgerechte Spiele, Körperübungen, Klangmassagen, Rituale und Lieder zur Stärkung von Selbstbewusstsein und Selbstvertrauen in Kiga und Grundschule

ISBN (Buch) 978-3-86702-192-0
ISBN (CD) 978-3-86702-193-7

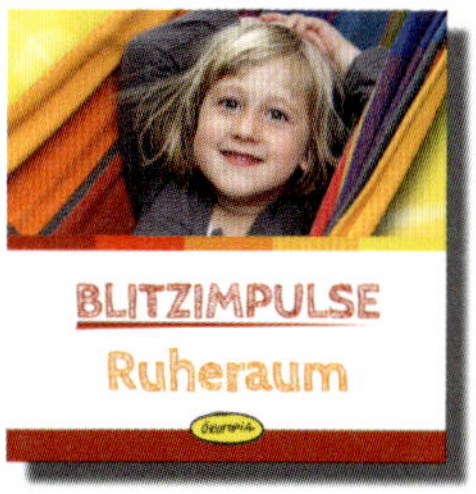

BLITZIMPULSE RUHERAUM

Entspannungsspiele und -ideen für den Kita-Alltag

ISBN 978-3-86702-360-3

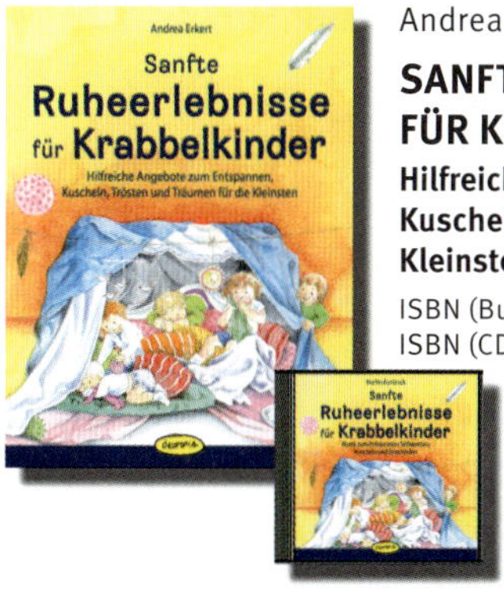

Andrea Erkert

SANFTE RUHEERLEBNISSE FÜR KRABBELKINDER

Hilfreiche Angebote zum Entspannen, Kuscheln, Trösten und Träumen für die Kleinsten

ISBN (Buch) 978-3-86702-244-6
ISBN (CD) 978-3-86702-245-3

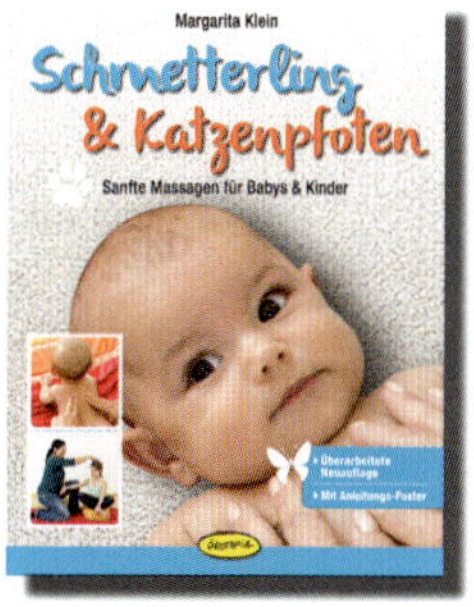

Margarita Klein

SCHMETTERLING & KATZENPFOTEN

Sanfte Massagen für Babys und Kinder

ISBN 978-3-86702-296-5

Bleiben Sie in Kontakt

www.oekotopia-verlag.de

ökotopia

Jeden Tag wachsen

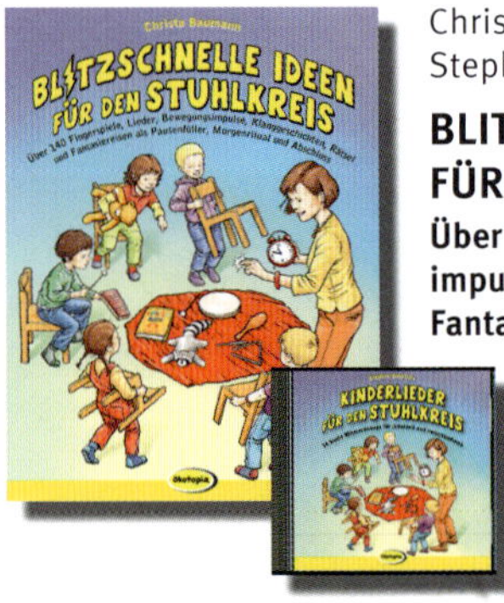

Christa Baumann
Stephen Janetzko

BLITZSCHNELLE IDEEN FÜR DEN STUHLKREIS

Über 140 Fingerspiele, Lieder, Bewegungsimpulse, Klanggeschichten, Rätsel und Fantasiereisen als Pausenfüller, Morgenritual und Abschluss

ISBN (Buch) 978-3-86702-209-5
ISBN (CD) 978-3-86702-210-1

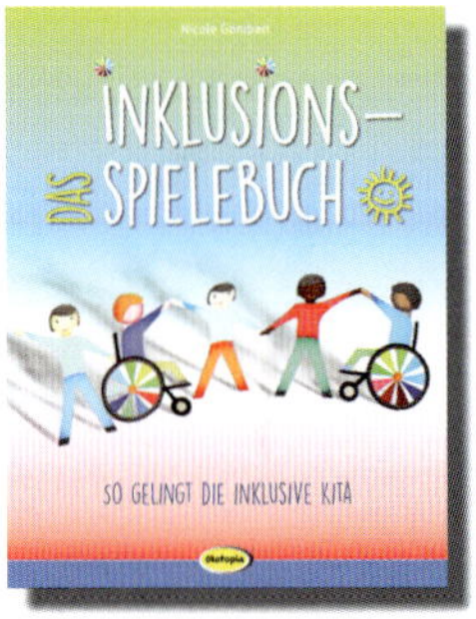

Nicole Gombert

DAS INKLUSIONS-SPIELEBUCH

So gelingt die inklusive Kita

ISBN 978-3-86702-355-9

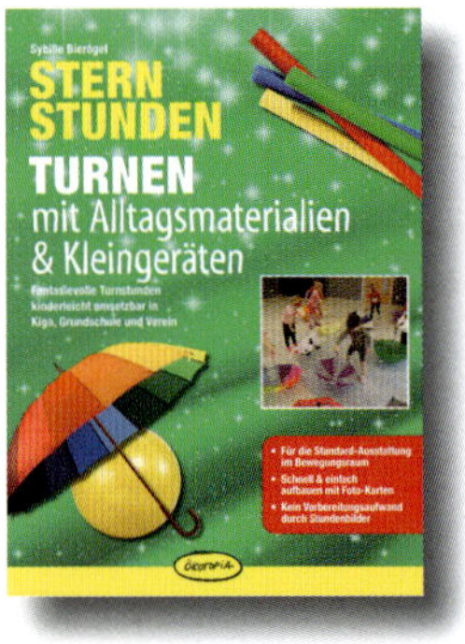

Sybille Bierögel

STERNSTUNDEN – TURNEN MIT ALLTAGSMATERIALIEN & KLEINGERÄTEN

Fantasievolle Turnstunden kinderleicht umsetzbar in Kiga, Grundschule und Verein

ISBN 978-3-86702-241-5

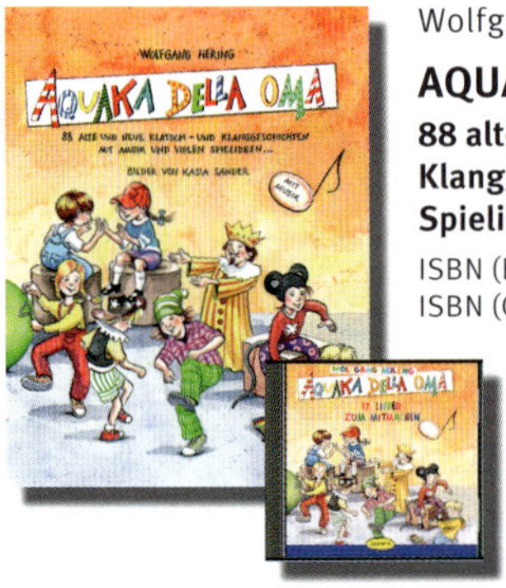

Wolfgang Hering

AQUAKA DELLA OMA

88 alte und neue Klatsch- und Klanggeschichten mit Musik und vielen Spielideen

ISBN (Buch) 978-3-931902-30-8
ISBN (CD) 978-3-931902-31-5

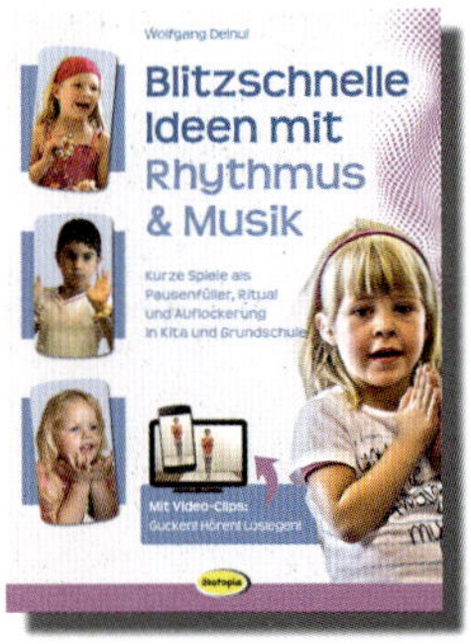

Wolfgang Delnui

BLITZSCHNELLE IDEEN MIT RHYTHMUS & MUSIK

Kurze Spiele als Pausenfüller, Ritual und Auflockerung in Kita und Grundschule

ISBN 978-3-86702-333-7

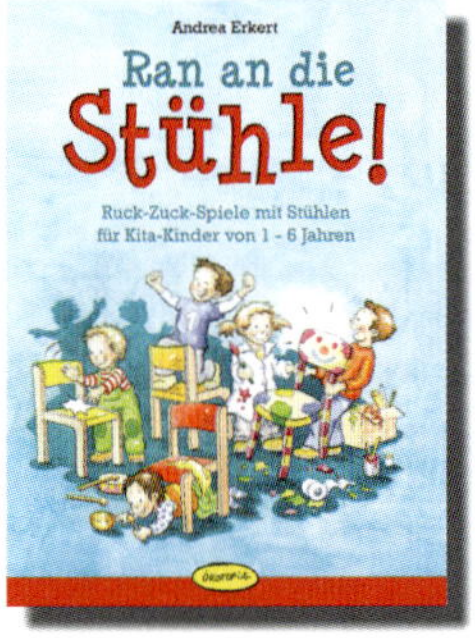

Andrea Erkert

RAN AN DIE STÜHLE!

Ruck-Zuck Spiele mit Stühlen für Kita-Kinder von 1-6 Jahren

ISBN 978-3-86702-298-9

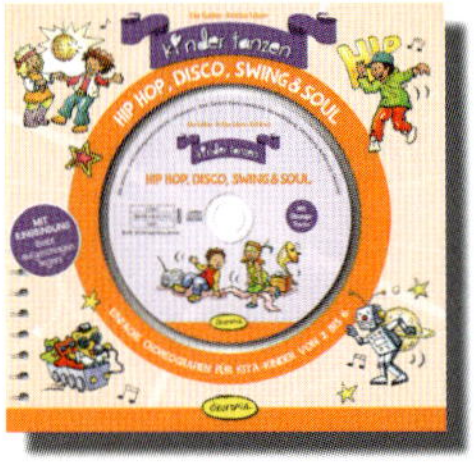

Elke Gulden, Bettina Scheer

KINDER TANZEN HIP HOP, DISCO, SWING & SOUL

Einfache Choreografien für Kita-Kinder von 2 bis 6

ISBN (Buch inkl. CD) 978-3-86702-311-5

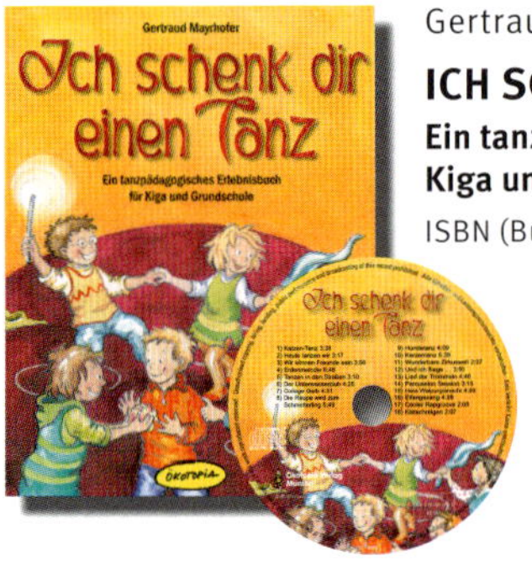

Gertraud Mayrhofer

ICH SCHENK DIR EINEN TANZ

Ein tanzpädagogisches Erlebnisbuch für Kiga und Grundschule

ISBN (Buch inkl. CD) 978-3-86702-229-3

Bleiben Sie in Kontakt

www.oekotopia-verlag.de